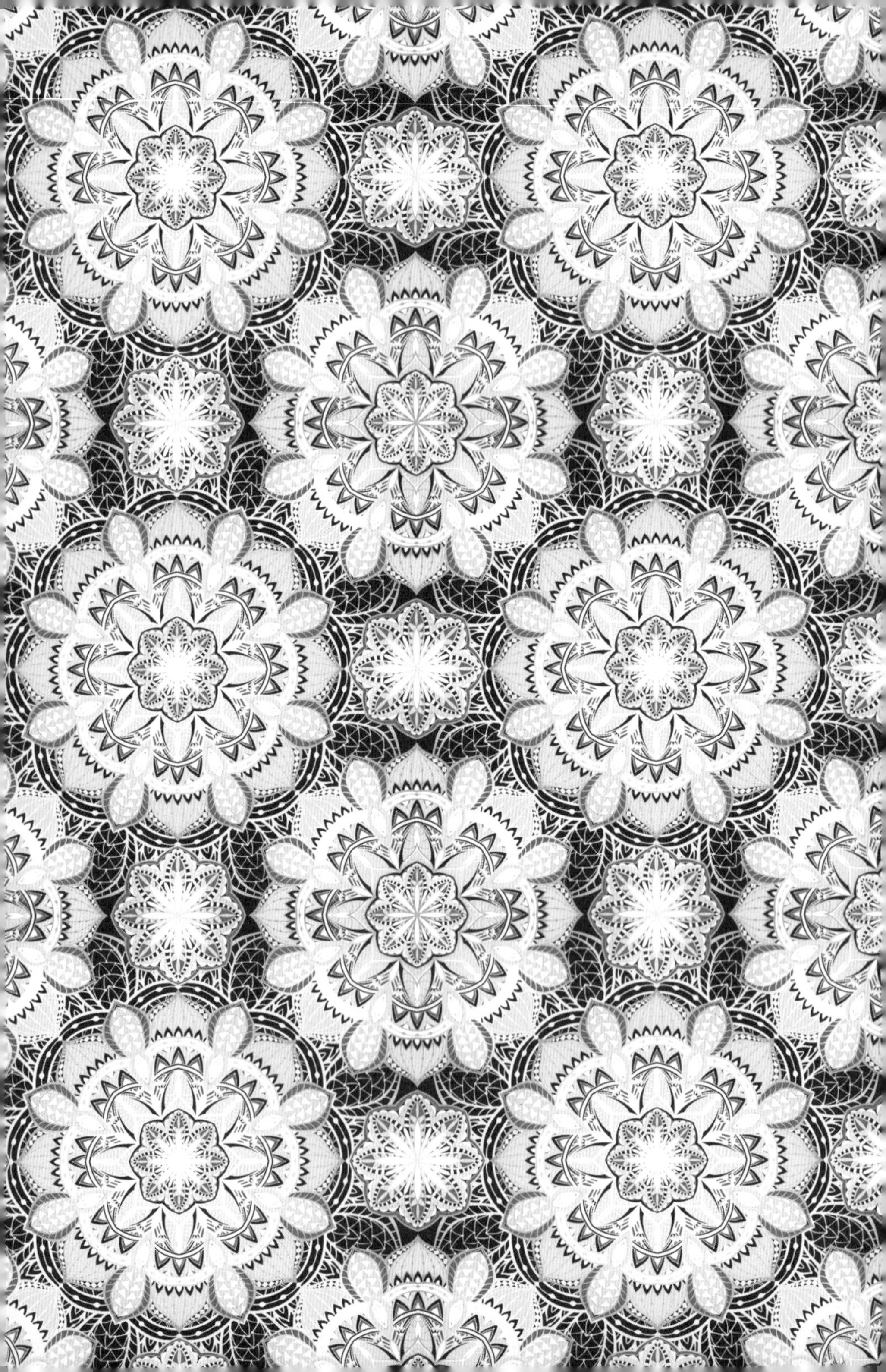

每個瑜伽練習者都該知道的故事

身心靈合一的瑜伽體位法

從神話故事探索千年瑜伽內在精髓

【暢銷修訂版】

黃蓉、陳靜嫻——著

將此書獻給敬愛的瑜伽精神導師

畢迪安難陀上師（Swami Vidyananda）

阿帝亞曼難陀上師（Swami Adhyatmanandaji Maharaj）

以及

所有愛好瑜伽的有緣人！

～ OM ～

導讀

瑜伽（Yoga）是一門身、心、靈的整合修練。

身的層次鍛鍊，可利用體位法（Asana）直接入門，亦可使一般大眾從身體體會到健康、健美等好處，因此，今日的瑜伽已偏向運動和解剖學的身體認知，就不難理解。

至於，心和靈的層次呢？

古老印度瑜伽真正的探索之道，其實是由外在粗鈍的色身，轉化至內在精微的心靈狀態。

那麼，我們應該要用何種方法、精神或態度，來擴展瑜伽視野？如何在瑜伽墊內的練習過程中，讓心念更安住於當下的體位法呢？如何使瑜伽的學習融入日常生活中呢？甚至，能從外在身體練習轉入內在靈性修練呢？

本書的誕生，即是想提供練習者從體位法本身延續，激盪出更多內在思維的靈性火花，開啟瑜伽視野的另一扇窗。

由於印度文明的龐大史詩所介紹的眾多人物與神祇，非常錯綜複雜，因此本書針對體位法相關之印度神話故事做歸納，期望提供給讀者閱讀的方向如下：

一、針對「吠陀時期」與「史詩時期」兩部分做概括介紹，請讀者參考「印度神祇與經典概略表」對照理解。

二、用輕鬆愉快的心情閱讀神話故事，並留意體位法出處的來龍去脈。

三、「瑜伽墊內的心靈體會」，為兩位筆者分享練習體位法時應融入的心境。

四、「瑜伽墊外的靈性哲思」，則是延伸說明故事背後的哲理或內涵等。

五、搭配神話相關的精美歷史畫作及雕塑，可供藝術欣賞。

筆者建議，既然對體位法有了多一層的瞭解，可將上述第三點真正融入於瑜伽墊內的練習中，讓身與心得到進一步的連結。兩位筆者分享的故事哲理及內涵等，屬個人心得與淺薄見解，僅供參考。瑜伽墊外的世界無遠弗屆，如同我們的心靈也是如此。期待您思辨出更多、更好的了悟，以提升心性，擴展靈性，做到真正的身、心、靈 Yoga！

OM ~ Shantih Shantih Shantih ~

認識體位法的內涵與精神

每每沉浸於浩瀚的瑜伽靈性知識中，或瑜伽功法的身心修練中，我總是感到無限感恩，因為此生能學習到如此奧妙的千年智慧傳承法門，協助我認清了自己的無明習氣，引領我走向靈性覺醒的道路，通往未知但絕對是真理的神性源頭。

即使處在資訊爆炸與快速的現代，人們的思維與觀念依舊受限於自我感官的狹隘認知、頭腦有限的理解，或人性過度社會化地經驗外在的物質生活，而容易落入小我二元對立的矛盾、衝突或我執，形成辛苦或痛苦的來源。古老瑜伽是一門可協助我們明心見性，離苦得樂，回歸靈性真我的修身養性法門。瑜伽有許多靈性知識的經典值得細細閱讀，也有很多可用於日常生活的心法去印證與實修，更有許多重要技巧要整合練習，不單單只是體位法。

目前坊間的瑜伽課程，大部分仍以體位法練習為主要訴求，許多練習者已習於將體位法視為運動健身或解剖學在理解，實際上「瑜伽」是被歸類在印度六大傳統哲學派系之一，黃蓉因而興起撰寫此書的動機。目的是希望瑜伽人除了懂得從體位法覺察身體與呼吸外，更能藉由本書延伸至練體位法背後所代表的精神與內涵，再擴展至對瑜伽智慧傳承的靈性知識之學習，與朝向生命實相的探索。

印度是瑜伽的起源發揚地，本書介紹的體位法出處均來自印度神話故事。除了瑜伽之外，要瞭解印度藝術與文化，必須先瞭解其眾多神祇且龐雜交錯的神話故事。因此，本書介紹的體位法相關神話故事，除了可以幫助瑜伽人進一步瞭解瑜伽體位法的內涵哲理外，也能讓讀者透過書中提及的神話人物，一窺古印度文化的神祕面紗。直至今日，這些神祇仍深深影響印度的傳統音樂、舞蹈、建築、宗教，和民間習俗與生活。喜愛印度文化的人，亦可將本書當作休閒閱讀參考。

因為是神話故事，其中總會有不合邏輯的情理、天馬行空之發想，希望讀者在閱讀時能回歸到故事終究想傳達教化人心之意，藉以闡述瑜伽經義。另一方面，神話故事也可以讓人卸除現實生活框架或僵化思想的外衣，啟發、激勵或警示人性底層面。有些故事的情節眾說紛紜，或因千百年的流傳而延伸出數種民間版本，因此讀者可將本書當作參考資料，用輕鬆的心態閱讀就好。

筆者希望您在閱讀本書後，未來在體位法練習上有另一種內在心靈體會與收穫，並從墊內的體位法練習延伸至日常生活中。本書也想提供給眾多婆婆媽媽瑜伽學習者，做為孩子睡前寓教於樂的床頭故事，用另一種溫馨的方式分享您的瑜伽給家人。

藉此，要特別感謝我的老友靜嫻相助合力完成本書。我們倆從十幾歲的黃毛丫頭好友到如今，黃蓉深感當有限生命進入到——用牙線比畫眼線需要；戴老花眼鏡比送鮮花實用；吃五種綜合維他命比五星級飯店下午茶實在；不貪睡得好，只求睡得著；年齡數字即將比體重數字高；練瑜伽和靜坐，比看電影和旅行重要；內在境界比外在世界更美好。只能說，對一切充滿感激、感恩、感謝！

獻上誠摯地、滿滿地祝福！

OM ~ Shantih Shantih Shantih ~

黃蓉 合十敬上

透過神話故事瞭解瑜伽哲學

因為對瑜伽的熱愛，自二〇〇八年開始，我幾乎每年都會到瑜伽的發源地印度深入學習。在施化難陀瑜伽道場（Sivananda Yoga Ashram）的印度上師阿帝亞曼難陀（Swami Adhyatmanandaji Maharaj, 1945~2021），在講解《瑜伽經》（*Yoga Sutra*）、《薄伽梵歌》（*Bhagavad Gita*）這些瑜伽哲學經典時，都會引述很多的寓言或印度神話故事，加上他生動活潑的表演，讓我對印度神話故事與哲學產生興趣。此外，上師每次都會帶著我們參加各種印度戲劇、音樂、舞蹈等活動，其中包含各種神祇的慶典。這些活動也都與這些神話故事相呼應。

我和大多數人一樣，都是從體位法開始認識瑜伽的，但有幾千年歷史的瑜伽精髓卻不僅止於此。自從開始學習這些經典後，我發現這讓自己產生很大的轉變，因為透過對這些哲學的認識，我開始瞭解生命及生活的價值和目的，能夠更平靜與正面地面對生活的挑戰。於是，我常常在想，要用什麼樣的方式讓學生開始瞭解瑜伽哲學？因為對大多數的瑜伽練習者來說，都只知道瑜伽動作，也就是所謂的體位法。我們不是在《摩訶婆羅多》（*Mahabharata*）、《羅摩衍那》（*Ramayana*）這樣的史詩環境中長大的，更不用提這些哲學經典了。我們對於這些英雄、解脫的聖人，可不會像對超人或蝙蝠俠一樣熟悉，所以若是能從大家比較熟悉的體位法切入，而與這些印度神話故事有所連結，應該是一個很好的開始。透過瞭解這些故事，可以提供更寬廣的瑜伽視野。

於是，這幾年來，我開始在全省的研習課中，分享這些神話故事，也在體位法課堂上，帶入這些梵文名稱唸起來饒舌的體位法背後的神話故事及哲學，沒想到效果不錯，學生很喜歡，還會在臉書上分享所聽到的內容。於是，瑜伽似乎慢慢地從只有瑜伽墊內的體位法，往瑜伽墊外擴散了，而瑜伽本來就是墊內與墊外的練習。

這些豐富的神話故事中，有天上的、地面的和地下的世界；而我們的生活範圍中，有工作的、家庭的、學業的世界。在神話的人物中，有天神、惡魔、仙女、凡人、動物等；在我們的周圍，有父母、老闆、員工、親戚、朋友、同學、同事、寵物等。在神話故事中，有法力、苦行、詛咒和恩典；而我們的世界裡，有宗教儀式、努力、計謀和祝福。不管是人或神，都不斷被這些物質或愛恨情仇的欲望及誘惑所驅使，同時又因宿命、業報、轉世、解脫等觀念的影響，也受到社會道德和法則的約束。神話中的美醜、善惡、情緒、矛盾，與我們自己或在生活中面對的種種處境很類似，所有你看到的，不過就是自己內在的反射罷了！所以，在進行瑜伽墊內的體位法練習時，無論是看待自己或別人，往往也像是我們看待這個世界的縮影。

我們都知道練習大多數的體位法都需要柔軟和力量，在練習平衡、倒立等一些困難的動作時，也需要勇氣。但是對大多數人來說，我們先面臨到的恐怕會是沮喪、恐懼，甚至是忌妒、憤怒的情緒。若我們能從體位法背後的神話故事，理解到這些人物其實正是我們的縮影，而我們能透過這些心靈的體會，甚至是瑜伽古老經典的真理，引導我們進入瑜伽的精神世界，不斷地練習從內在提起正念，慢慢地，我們的心念就能夠平靜或樂觀以對。

所以，在練習這些體位法時，瞭解其背後的神話故事之內涵，也能在練習體位法時融入瑜伽的精神，讓真正的瑜伽練習態度由內細微地往外產生，這樣的轉化是一件多麼自然且美好的事情！無論是練習這些動作時，所需力量背後的忠誠、柔軟背後的謙卑、勇氣背後的信心、放鬆背後的臣服、平衡背後的專注等，透過分享這些神話故事，可以幫助我們在瑜伽墊上練習時，或許所關注的會超過我們想要完成的體位法之技巧或姿態；我們的瑜伽練習不會只有體位法，而可以讓我們在墊內及墊外的生活中都更能保有正念，甚至能體現故事中人物的美好特性。這是我教了二十多年的體位法後，最想要傳遞和分享的。希望我們的瑜伽練習，能真正達到身心靈的和平，而不只是運動，或是像喊口號般地在墊內唱著「OM~ Shantih Shantih Shantih!」（嗡！和平、和平、和平！），但離開瑜伽墊後又生起了一堆煩惱。

我的理念剛好與好友黃蓉不謀而合，感謝黃蓉的邀請，我才有機會共同撰寫本書。瑜伽的浩瀚，總讓我深深覺得自己還需要更多的努力；但是透過在瑜伽課上分享後，從學生那裡得到的回饋，又讓我覺得不要小看自己的力量。在人生的道路上，瑜伽能幫助我們自我探索、自我發現與自我成長，並找到此生的價值。期待透過本書能開啟大家對於瑜伽的另一種認識，在體位法之外，也能瞭解到更多的瑜伽精髓，讓我們的瑜伽練習更全面、更豐富、更有內涵，同時也對生活有更多的覺察，對生命有更多的了悟！

OM ~ Shantih Shantih Shantih ~

陳靜嫻

合十敬上

目錄

濕婆 Shiva

毗濕奴 Vishnu

奎師那 Krishna

羅摩 Rama

哈努曼 Hanuman

聖哲 Rishi

婆羅多族 Bharata

後記

印度神祇與經典概略表

時間	類別	說明
吠陀時期	經典	《吠陀經》（*Vedas*）是古老印度教的之梵文經書，是「神聖的知識」之意。廣義的吠陀經包括： 1、《黎俱吠陀》（*Rigveda*） 2、《娑摩吠陀》（*Samaveda*） 3、《耶柔吠陀》（*Yajurveda*） 4、《阿闥婆吠陀》（*Atharvaveda*） 其他還有闡述這四部本集的各種梵書（Brahmana）、森林書（Aranyaka）、奧義書（Upanishad）。
	神祇	1、因陀羅（Indra）：眾天神之首，到了史詩時期淪於次要地位。 2、魯陀羅（Rudra）：暴風雨神，濕婆（Shiva）的前身。 3、伐樓那（Varuna）：水神。 4、阿耆尼（Agni）：火神。 5、伐由（Vayu）：風神。 6、蘇利耶（Surya）：太陽神，配偶為桑佳娜（Sanjna）。 7、旃陀羅（Chandra）：月神。 8、閻摩（Yama）：死神。妹妹為雅沐娜（Yamuna）。 9、阿修羅（Asura）：一群追求力量、性好爭鬥的邪惡神族，有時被稱為「惡魔」。

10、嘎茹達（Garuda）：金翅鳥鳥王。
11、阿普娑羅（Apsaras）：飛天女神，娛樂和侍奉眾天神的美麗仙女。
12、乾闥婆（Gandharvas）：以香味為食的男性神，負責為眾天神演奏美麗的音樂。

社會

瓦爾那（Varna）階序的產生，促成了婆羅門教（Brahmanism）的形成，依此階序，印度社會成員被分為四個階序，前兩個階序為統治階級，後兩個階序為被統治階級。

1、婆羅門（Brahmana）：祭司階級，掌管宗教事務。
2、剎帝利（Kshatriya）：國王、武士，掌握軍政大權。
3、吠舍（Vaishya）：平民階層，主要從事農牧業、手工業和商業。
4、首陀羅（Shudra）：奴隸和僕人，從事農業、捕魚等技藝，專為上層階級服務。

經典

◆**《摩訶婆羅多》**（*Mahabharata*）

作者據傳為毗耶娑（Vyasa），內容為創立印度王國的婆羅多王（Bharata）後裔的故事，其中包括了大量的印度神話和哲學寓言故事。其中最著名的一段戰場對話，即為《薄伽梵歌》（*Bhagavad Gita*），是由奎師那（Krishna）向他的朋友兼奉獻者阿周那（Arjuna）講述。內容描述了阿周那在俱盧之野（Kurukshetra）戰爭前，看見許多親戚朋友都在敵對陣營，心中感到難過而困惑，因此奎師那採用許多印度教的基本宗教信念與概念，向阿周那勸導，並向阿周那展現祂那與宇宙為一體的神身，最終成功說服阿周那參戰。

◆**《羅摩衍那》**（*Ranmayana*）

作者據傳為古印度詩人蟻垤（Valmiki），內容主要講述拘薩羅國（Kosala）王子羅摩（Rama）和妻子悉多（Sita）的故事。

印度神祇與經典概略表

時間	類別	說明
史詩與古典時期	經典	◆《往世書》（*Purana*） 現存十八部大往世書和十八部小往世書。它們都出於同一作者——毗耶娑之手，為一類古印度文獻的總稱。這類文獻涵蓋的內容非常廣泛，包括宇宙觀、古代歷史、神話、宗教等，主要在歌頌毗濕奴（Vishnu）、濕婆（Shiva）和梵天（Brahma）。 ◆《瑜伽經》（*Yoga Sutra*） 作者為帕坦伽利（Patanjali），他將古老的印度瑜伽傳統加以整理，形成完整的理論體系和實踐系統。在這部著作裡，他闡述了瑜伽的定義、瑜伽的內容、瑜伽給身體內部帶來的變化等。其中最重要的八支功法（Ashtanga Yoga）為：持戒（Yama）、精進（Niyama）、體位法（Asana）、生命能量控制法（Pranayama）、感官收攝（Pratyahara）、專注（Dharana）、冥想（Dhyana）、三摩地（Samadhi）。
	神祇	1、梵天：創造之神。配偶為智慧女神，薩拉斯瓦蒂（Sarasvati）。 2、毗濕奴：保護之神。配偶為吉祥天女，拉克希米（Lakshmi）。 3、濕婆：毀滅之神。配偶：薩蒂（Sati），和轉世後的雪山女神帕爾瓦蒂（Parvati）。 4、格涅沙（Ganesha）：象神，濕婆兒子。 5、奎師那（Krishna）：至尊人格首神。

6、杜爾伽（Durga）：帕爾瓦蒂的化身。

7、卡莉（Kali）：杜爾伽的化身，也等於是帕爾瓦蒂的化身。

8、羅摩：毗濕奴的第七世化身。

9、哈努曼（Hanuman）：猴神。

10、室建陀（Skanda）：戰神，濕婆兒子。

11、卡瑪（Kama）：愛神。

12、甘加（Ganga）：恆河女神，雪山女神帕爾瓦蒂的妹妹。

哈達瑜伽時期

經典

◆**《哈達瑜伽之光》**（*Hatha Yoga Pradipika*）

作者為斯瓦特瑪拉摩（Svatmarama），是眾多梵文哈達瑜伽經典中最完整、最具系統、古老與現代相結合的著作。本書明確闡釋了哈達瑜伽的技術精髓和要點，還揭示了瑜伽技術背後蘊涵的博大精深之瑜伽文化。

◆**《格蘭達本集》**（*Gheranda Samhita*）

為上師格蘭達（Gheranda）向弟子闡那・卡帕利（Chanda Kapali）教授瑜伽的練習指導，內容分七個章節，分別是身體淨化、體位法、身印法（Mudra）、生命能量控制法、感官收攝、冥想、三摩地。

◆**《濕婆本集》**（*Shiva Samhita*）

內容為濕婆對妻子帕爾瓦蒂講述哈達瑜伽，包含八十四種不同的瑜伽體位法、五種生命能量（Prana）和控制生命能量的具體技巧，以及各類身印法、脈輪（Chakra）等。

濕婆 Shiva

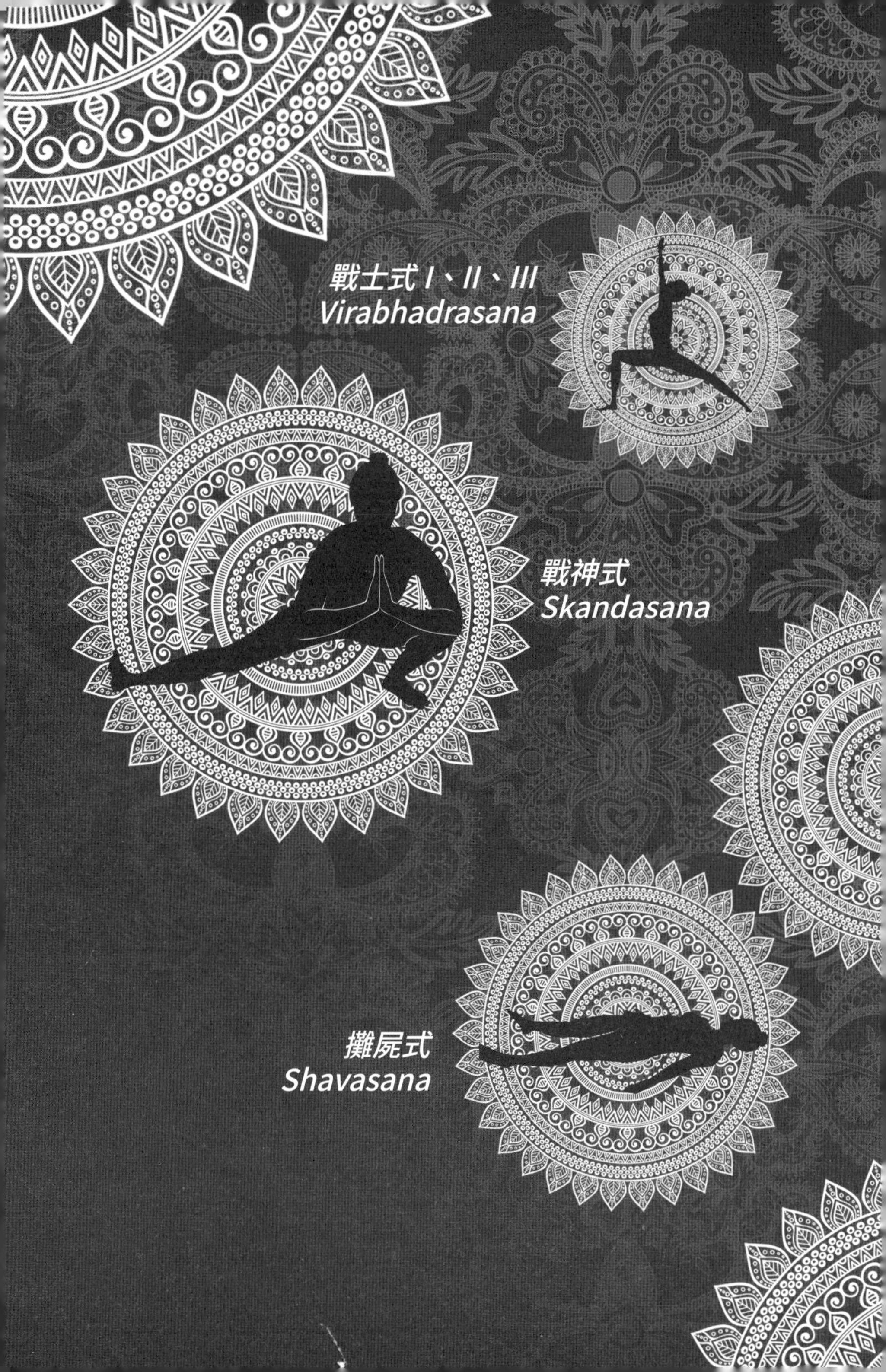
戰士式 I、II、III
Virabhadrasana
戰神式
Skandasana
攤屍式
Shavasana

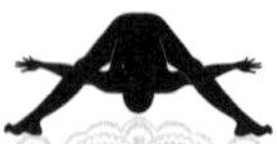

1 龜式 Kurmasana

　　印度著名的宇宙創始神話故事即「攪拌乳海」（Samudra Manthan），於《摩訶婆羅多》、《毗濕奴往世書》（*Vishnu Purana*）和《羅摩衍那》中均有出現，隨著年代日漸久遠而流傳著數種故事版本。

　　所有的天神（Deva）、阿修羅（Asura）、乾闥婆（Gandharva）和仙女「阿普娑羅」（Apsara），都居住在須彌山（Sumeru）上的美麗宮殿裡。但即便是天神和阿修羅，也有著生老病死的困擾，因此大家都想要求取甘露（Amrita）以得長生不死。

然而，要取得甘露並非容易之事。在一次天神與阿修羅的激烈競爭中，保護神毗濕奴（Vishnu）出面調解紛爭，並訂下規則，要求雙方合力取得甘露後再均分。於是，雙方開始了這場黑、白兩道合作的艱鉅工作——攪拌乳海。

高聳直入雲霄的須彌山，四周被宇宙乳海包圍著，其在海面下的深度也深不可測。眾天神和阿修羅們即使合作出力，也無法把整座山拔起，只好向梵天（Brahma）和毗濕奴求助。這兩位大神請求蛇王的兄弟大蛇「婆蘇吉」（Vasuki）相助。大蛇婆蘇吉有著莫大的力氣，以巨長的身軀將須彌山環繞了數圈後，一使力便將須彌山連根拔起。此時，毗濕奴化身為龜王（參見八一頁）沉入海底，把須彌山揹在背上，以己身為支點，須彌山則像是攪拌柱。接著，由九十二位阿修羅負責拉大蛇的頭部，八十八位天神負責拉大蛇的尾巴，雙方以規律的節奏輪流拉動蛇身，以便轉動須彌山來攪拌乳海。乳海的海面掀起了陣陣波瀾，傳說此工作進行了數百年，甚至一千年……

由於雙方夜以繼日地攪拌，震動了乳海中的世界，以致許多寶物陸續冒出海面。第一個出現的是一頭母牛「卡瑪汗奴」（Kamadhenu），接著是穀酒女神「梵琉尼」（Varuni），再來是「樂園大香樹」（Kalpavriksha）。後來，當一輪明月

（Chandra）出現時，濕婆（Shiva）心生喜悅地隨手一撈，將之插在頭上當作髮飾。緊接著，海面浮出一匹神奇七頭白馬「烏蔡什羅婆」（Uchchaihshravas），被天神之首「因陀羅」（Indra）收養。隨後，乳海裡飛出一顆光芒奪目的魔石「考斯圖跋」（Kaustubha），被毗濕奴別在胸前做裝飾品。之後，出現一隻三頭白象「伊羅婆陀」（Airavata）成了因陀羅的坐騎。接著，出現了一棵奇異樹「帕里賈塔」（Parijat），因為它的花散發出奇特香味，被因陀羅搶先奪走。

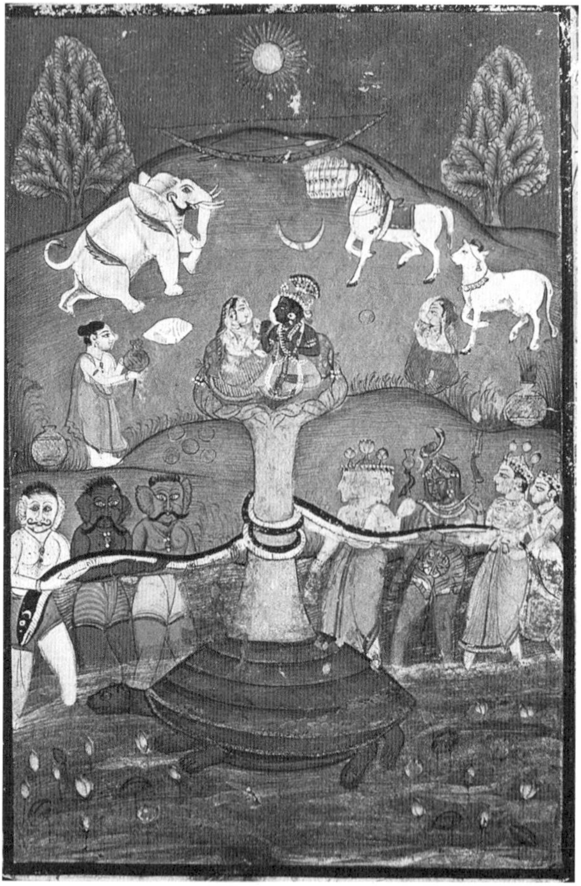

▲天神和阿修羅合力攪拌乳海。

這時，海面上出現了一位令人驚豔的吉祥天女「拉克希米」（Lakshmi）。她走向毗濕奴，成為祂的妻子。之後，海水裡又冒出了一位風華絕代的飛天女神，被天界舞者乾闥婆搶走了。

攪拌工作持續進行著，眾天神和阿修羅們滿心期待甘露的出現，沒想到，受不了長期被拉扯的大蛇婆蘇吉，痛苦地嘴吐劇毒「哈拉哈拉」（Halahala）。劇毒四處飄散，導致天地間面臨滅亡的威脅，三界均向濕婆求助。為了拯救大家，濕婆便吞下了這些劇毒，但因毒性太強烈，使得濕婆的喉嚨被燒灼成青紫色。因此，濕婆也被稱為「尼拉坎陀」（Nilakantha），意即青頸者。

最後，神醫「丹萬塔里」（Dhanwantari）從乳海裡走出來，手裡拿著一瓶可讓飲者長生不老的甘露。由於神醫出現的位置靠近大蛇婆蘇吉的頭部，阿修羅們得以就近搶走。但保護神毗濕奴擔心阿修羅們喝了甘露後會不利於眾天神，便急中生智化身為婀娜多姿的天女「莫訶尼」（Mohini），赤腳跳著誘人的舞蹈。好色的阿修羅們目瞪口呆地看著美麗的仙女，一時竟忘了甘露瓶。眾天神趁著阿修羅們魂不守舍之際，搶過瓶子，一一服下甘露。

當阿修羅們發現此情況時，眾天神已因喝下甘露而快速恢復了功力。阿修羅們自知不是眾天神的對手，只好落荒而逃。從此三界平安無事。

瑜伽體位法的名稱，有一些以大自然為名，如：山式（Tadasana）、樹式（Vrksasana）；有一些以聖人的名字命名，如：毗濕瓦密特拉式（Vishvamitrasana）、巴拉德瓦伽式（Bharadvajasana），有一些以動物的名稱命名，如：孔雀式（Mayurasana）、蝗蟲式（Salabhasana）、駱駝式（Ustrasana）、下犬式（Adho Mukha Svanasana）等，龜式也是其中之一。

據說在幾千年前，瑜伽修行者長期在喜馬拉雅山上冥想，同時觀察大自然及野生動物，發現動物天生就會透過做一些動作來自我療癒，如同我們常常看到小狗做瑜伽體位法中的上犬式（Urdhva Mukha Svanasana）和下犬式來活動身體。這些瑜伽修行者模仿動物的姿勢，深覺其對身體有很大的益處，便以該動物的名稱來為體位法命名。在練這些體位法時，不僅是以身體模仿各種生物的姿勢，也必須以同理心、平等心和慈悲心來看待各種生物，因為不管是看似低等的生物或是完美的聖人，萬物都呼吸著一樣的生命能量，都有著可貴的生命與靈性的意識（Atman），我們必須尊重。因此，在瑜伽飲食上強調悅性的蔬食，吃東西是為了生存，不需要為了滿足自己的口腹之慾而犧牲其他生物的生命。

進入坐姿的龜式時，先雙腿分開並彎曲膝蓋，接著要盡量將手臂伸直穿過膝蓋後側，通常背部會像「龜殼」一樣拱得很高，因為龜式需要有很大的髖關節與脊椎活動度，所以這樣的動作無法勉強進行，必須停留與呼吸，等待幾次深呼吸的放鬆後，身體就可以再彎一點，四肢就可以再伸展多一些。

學生經常反應：「這個動作好難喔！」有一些動作看起來很難，做起來很容易，但有一些動作看起來很容易，做起來卻很難。我們都聽過「龜兔賽跑」的故事，兔子仗勢著自己身體的優勢，最後卻輸給了烏龜。練習瑜伽也是如此，如果只是展現身體似的驕傲地練習，那麼什麼也學不到，但也不要因為做不到而感到挫折。不要急！體位法的進步需要耐心與毅力，不需要有什麼優勢才能做得好。

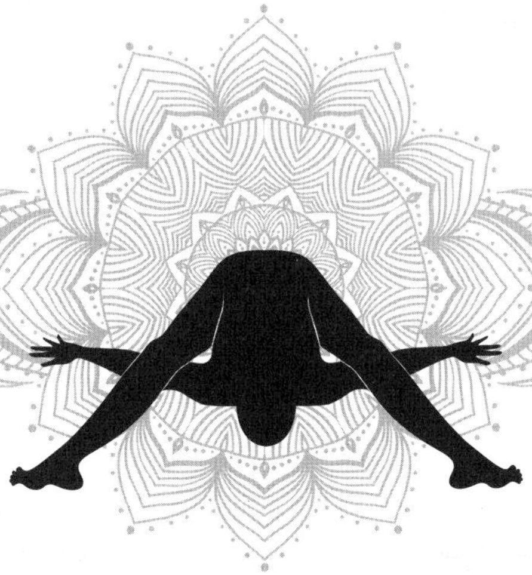

瑜伽大師艾揚格（B.K.S. Iyengar,1918~2014）的學生問他，如何才能夠把體位法做得好？艾揚格大師只說：「練習、練習、練習。」《哈達瑜伽之光》（*Hatha Yoga Pradipika*）也說：「無論是年輕人、老年人、高齡者或體弱多病的人，只要能不斷地練習，一定能在瑜伽上有所成就。」（1.64）又說：「僅僅披著瑜伽士或出家人的外衣，或整天談論瑜伽，都無法使你成就瑜伽。唯有不斷地練習，才是成就的祕訣所在。這是真實無疑的。」（1.66）所以，一步一腳印，扎實地練習，像烏龜一樣不要怕慢，終有一天會抵達終點。

練習時，「心」和「身體」都得在正位上，保持平靜以維持活力。過程中，你可能會面臨阻力，緊繃的髖關節和大腿後側的肌肉，會使你感覺被困住，或因此而恐懼，這時，我們不要馬上就退縮，也不要強迫自己，而是把注意力放到行動的順序上。在移動身體後，去感覺身體的反應和呼吸，也許你已經來到極限，也許你還有空間可以再讓手腳多伸展一些。但是，在進行下一個動作之前，都必須先「停、看、聽」，若是橫衝直撞，只會招致危險。車子壞了，可以換新的；身體受傷了，可不是一件好玩的事。以馬路的紅綠燈號誌做為練習的比喻，如果身體告訴你是「黃燈」了，就要小心行動；如果是「紅燈」，就必須停下來；如果是「綠燈」，就繼續前進。所以，要停下來，傾聽身體的聲音，留一些時間來接收身體真正要傳達給你的感覺，看看身體的反應再行動。

因為這個動作很有挑戰性，所以心會很安靜。當你在練習這個姿勢時，會經驗一種微妙的感覺；當你要將手腳不斷地往外伸展時，注意力必須不斷地往內，而當注意力向內時，就是《瑜伽經》作者帕坦伽利在第二章中提到八支瑜伽，「感官收攝」（Pratyahara）是八支瑜伽中的第五支，其實是往更深的專注（Dharana）和冥想（Dhyana）前的準備階段。**Pratyahara** 源自於兩個梵語字根：**prati** 的意思是「退出」，**ahara** 的意思是「食物」，這裡的食物指的是外在的世界以及我們從中獲得的快樂和痛苦。因此，感官收攝的意思是退出外在環境對我們干擾的影響。所以，當感官不對外在的環境起反應時，你的大腦就不會因為外在的變動而分心，心才能夠轉往內在。因此，你會感到寧靜和集中，就像是烏龜縮到龜殼裡頭一樣。《薄伽梵歌》提到：「**誰能像烏龜將其四肢完全收進龜殼一樣，也將其感官從外在的對象中收攝進來，誰就安住於完美的意識中。**」（2.58）試著在這個體位法中體驗感官收攝，讓你的心進入殼內的那個無限世界。

龜式的練習，讓我們擁有深入內心的平靜，而這種平靜的力量、不與他人比較的態度，將幫助我們由內而外地勇敢面對生活上的挑戰，憑藉著恆心和毅力，終有一天能到達終點。記得我剛開始學習瑜伽時，每次上完瑜伽課後，因為身體僵硬，體力不足，都會覺得身體很累，但是幾年後，卻會因為很累而去上瑜伽課，因為這個時候瑜伽對於我來說，反而是一種身心的修復。筆者靜嫻的印度上師阿帝亞曼難陀上師曾說：「剛開始要爬山時，你需要行動，而當你登到山頂時，就不需行動，還可以享受到美好的風景。」所以當你有信念或想要做一件事時，是需要付出行動的。認為瑜伽很好或對瑜伽有信念，卻沒有保持練習，是沒有用的。上師曾說：「做任何事情，在剛開始時都需要紀律，就像小樹一開始需要被保護，等到變成大樹後就不需要了，大樹的果實和樹蔭還可以成為其他生物的食物和庇蔭，甚至連最重的大象都可以綁在大樹旁。」只有行動，不一定會成功；只有知識，都不行動，也不會有成就；唯有行動加上正確的知識，才是真正有智慧的人！

瑜伽墊外的靈性哲思

這個印度神話故事就是知名的「攪拌乳海」或「乳海翻騰」的故事，泰國曼谷蘇凡納布（Suvarnabhumi）國際機場通過安檢後的大廳中央，就有一座「用須彌山攪拌乳海」的大型雕塑。神話故事裡總是充滿著天神與惡魔交戰的場景，正因為這些貪、嗔、癡，與愛、恨、情、仇，如同我們的社會，有壞人、有好人；有邪惡、有正義等。我們每天都在上演這種天神與惡魔的交戰，當生活中需要為了某個目標而努力，在公司或學校裡，同事、同學間的交戰，甚至我們自己內在的天使與惡魔的交戰，是合作關係？還是競爭關係？或是，當有人需要幫助或支持，我們會像烏龜一樣忍辱負重地幫助其他人？還是會像縮頭烏龜一樣躲起來？

身體對外的接收器——眼、耳、鼻、舌、皮膚，如同為對外的「門戶」或「知識感官」（Jnana-Indriya）。當外境讓這些感官感到緊張，就要鼓勵這些門戶和心靈保持放鬆，而不是立刻做出反應。在哲學上，經常比喻眼、耳、鼻、舌、皮膚五個「感官」是五匹「馬」，「心念」是控制馬匹的「轡繩」，「理智」是「車夫」，「身體」是「馬車」，「真我」（Atman）是「乘客」，只要車夫保持清醒，穩穩地持著轡繩，他就能控制馬匹去拖動馬車，將乘客迅速、安全地送到正確的目地。

《加德奧義書》（*Katha Upanishad*）說：「真我是車的主人，身體是車輛，理智是車夫，心念是轡繩，智者們說感官是馬匹，感官的對象是它們的道路，與身體、感官和心念聯繫的自我是享受者。有智慧的人始終駕馭著心念，小心謹慎，意念純淨，他的感官就如同訓練有素的良馬，他會達到最終的目標，不再進入輪迴。沒有智慧的人無法駕馭心念，注意力分散，意念不純，他的感官就如同馬車夫手上的幾匹野馬，使他無法到達目的地。」（1.3.3~1.3.4）

這也就是說，我們要做感官的主人。當人經不起各種對感官的誘惑，而做出賭、毒、貪汙受賄、打架鬥毆等所有一切行為，都是源自沒有足夠的智慧去控制感官和心念。所以，當你保持中立並發展面對困難的能力後，就可以培養因應任何情況的洞察力和自覺行動，而不是依賴情緒來做反應。任何事情絕對都可以正面思考，當曙光出現時，黑暗就不存在。憤怒、驕傲、執著、貪婪、色慾、嫉妒，會把我們帶入地獄並造成痛苦，若能放下自我執著，控制感官、保持平靜、維持平衡、研讀經典，都會幫助我們找到身為人類的寶藏。所以，下次你可以試試看能不能在快樂時不做承諾，傷心時不做決定，生氣時不起反應。

前面提到，「感官收攝」在帕坦伽利《瑜伽經》的八支瑜伽是屬於第五支，第六、第七與第八支分別是專注、冥想與三摩地。這三支共同構成三雅瑪（Samyama）。三雅瑪是指同時進行專注、冥想和三摩地的綜合修行。透過對外在物體練習三雅瑪，瑜伽修行者獲得了神通的成就，以及了知在微細宇宙中所隱藏的各種知識等等。隨著三雅瑪越來越堅定，三摩地的知識也越來越清晰，這是修行三雅瑪的成果。三雅瑪對瑜珈士來說是一個強大的武器。正如弓箭手首先瞄準粗糙的物體，然後瞄準微妙的物體一樣，透過練習，在瑜伽階梯上一層一層地攀登。

在文學和神話中，龜類經常被描述為有耐心且性情平和的生物。帕坦伽利在《瑜伽經》（3.31）提到龜脈（Kurma-Nadi），這個區域是在喉輪和心輪兩者中間的部位，並說如果在這個部位做三雅瑪的練習，將會獲得情緒的淨化與心的穩定。

瑜伽體位法透過坐姿讓身體穩定，生命能量控制法讓覺察開始由外向內，感官收攝讓所有的感官不對外境起反應，如同烏龜把四肢和頭收回殼內，接著就會來到專注，長時間的專注練習後就會進入冥想了，這就是瑜伽的修練步驟。試著練習看看，當你面對困難的情況時，無論是在瑜伽墊的內或外，記得模仿烏龜的耐心、寧靜和堅韌，將會為你帶來專注與平靜。

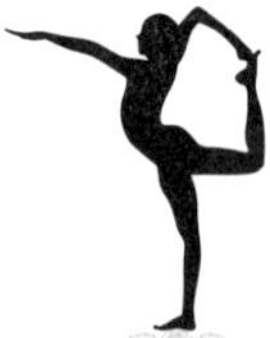

2 舞王式 Natarajasana

有一群居住於答如卡瓦納（Darukavana）森林的隱士們，因苦行而具有神通能力。然而，他們的妻子卻崇拜著更偉大的苦行者——濕婆，這讓他們心生無明忌妒。

為了展現他們修行而得的功力，隱士們來到濕婆的修行處，透過祭火變出一隻猛虎來攻擊濕婆，濕婆輕鬆地壓制老虎，並剝下虎皮披在身上，虎皮便成為濕婆的披肩。接著，那群隱士又變出一隻巨鹿，撲向濕婆。擁有四隻手的濕婆，便用第二隻手順勢抓住巨鹿，使牠動彈不得。

然而，隱士們不肯罷休，又從祭火中變出一條擁有劇毒的眼鏡蛇。但濕婆是萬獸之主，怎會害怕呢？祂用第三隻手捉住毒蛇，將之往脖子繞一圈，毒蛇便成了祂的頸鍊，也代表著祂不畏懼死亡，甚至超越死亡。

最後，隱士變出一個身體是嬰兒、頭部是惡魔的侏儒「阿波斯馬拉・普拉下」（**Apasmara Purusha**）。阿波斯馬拉持著末端為死人骷髏的巨棒來攻擊濕婆，而濕婆神輕易地用第四隻手搶走阿波斯馬拉的巨棒，並將他踩在腳下，使其動彈不得。

這一連串的制暴行為，激發濕婆跳起激烈的舞步。當濕婆撼動人心的舞步越跳越激動，甚至達到出神入化的境界時，在場的隱士們及其他人皆感動萬分、讚歎不已，由衷地臣服。

濕婆的舞蹈有柔與剛兩種形式，一是柔性舞蹈「拉斯雅」（**Lasya**），代表宇宙的創造，另一是激烈舞蹈「坦達瓦」（**Tandava**），代表宇宙的破壞。此為一體兩面，破壞是為了創造，再破壞是為了再生。因此，濕婆的舞蹈象徵著宇宙永恆的運動，也是使宇宙永恆不朽的能量之來源。

有一個常見的雕像是濕婆在水火圈中舞蹈。外圈是火，內圈是海洋的水，代表

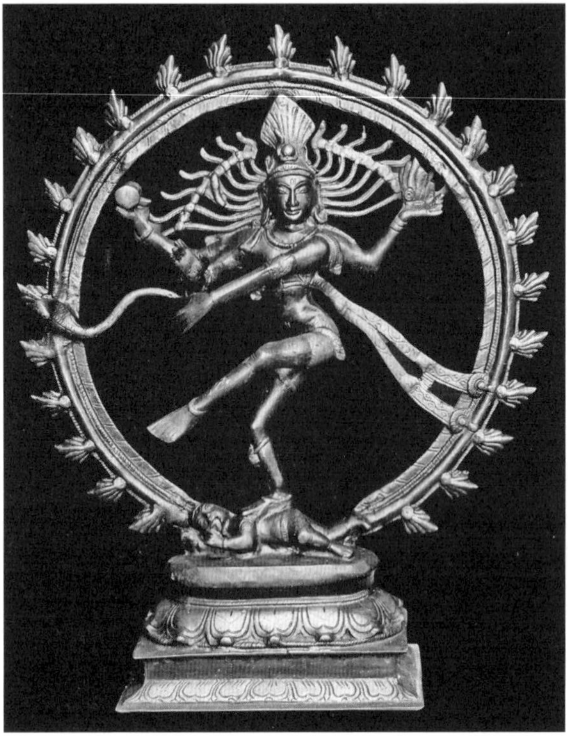

▲舞蹈姿態的濕婆被稱為「舞王」。

幻相與痛苦。當濕婆起舞時，三隻眼睛都是睜開的，分別代表洞察過去、當下和未來。濕婆的右腳踩著代表無知的阿波斯馬拉；祂無意殺死他，而只是用腳踩著，代表著因有無知的存在，所以要透過努力和奉獻去獲得知識，另一個延伸的意義是抵制無知以彰顯真理。

濕婆也是偉大的瑜伽士，纏繞在祂頸部的蛇，除了象徵不畏死亡或超越死亡，也代表著昆達里尼（Kundalini，又譯為拙火，參見〈10 脈輪式〉）的靈性能量。在瑜伽的修練中，可藉由喚醒此能量，來協助修行者達到與宇宙合一的最高境界。

溼婆為瑜伽之神，而舞王式是溼婆的經典姿勢，在體位法中是非常重要的。這個姿勢有很多動作上的重點，你只能站在一隻腳上，但是身體處在極度後彎的狀態，因此是一個極度需要平衡、後彎與穩定的姿勢，有一些手臂的變化式則需要更多肩膀的柔軟度才能完成，不僅是一個非常有挑戰性的體位法，也是一種內在舞蹈的藝術。在進入這個姿勢時，感官需要收攝且非常專注，成為自己內在的主宰，要平靜，也要不執著，若是控制力不夠，抬起的腳因不平衡而掉下來，就得重新再來。

學生大多認為平衡的動作很難做。的確，老師無法教導你如何創造出平衡，你必須自己去經驗且維持穩定。事實上，站在地板上的腳掌並非一動也不動，而是不斷地在動以維持平衡。平衡無法創造，只能維持。舞王式對身體的柔軟度、肌力、肌耐力、體力和平衡上的訓練來說，都是非常強烈的；此外，因為「後彎」和「平衡」都是需要開放與勇氣的動作，在練習時，必然會經驗到一些身體上的恐懼。在生活中，我們經常在心中累積一些恐懼，而當我們願意敞開心胸，就給了自己去除恐懼的機會。平衡讓我們學習更有勇氣，並克服害怕掉下來的恐懼，從而感受到自由。就像學習游泳那樣，剛開始會怕水，而一旦克服恐懼，就能夠享受在水中的自由！

生活中所經歷的疼痛、失敗，讓我們知道自己需要更多的勇氣與開放的態度，如果能在後彎與平衡的舞王式中，穩定地展現如同濕婆舞蹈般的解脫感，就更能擁抱來自心中或大腦的自由了！於是我們深深地感受到內在自性的圓滿，或來自於宇宙的恩典。

當我們在瑜伽墊上練習舞王式時，便想起濕婆跳的這支舉世聞名的宇宙之舞「坦達瓦」，它彷彿訴說著宇宙的創造、維持與毀滅，並消除無知與束縛，使靈魂得到最後的自由。當我們不斷地透過瑜伽的修練，便能像舞王般，即使身處在輪迴的水火圈內，仍毫不懼怕地敞開心胸，因為我們瞭解生命裡一切的變化無常，都無法影

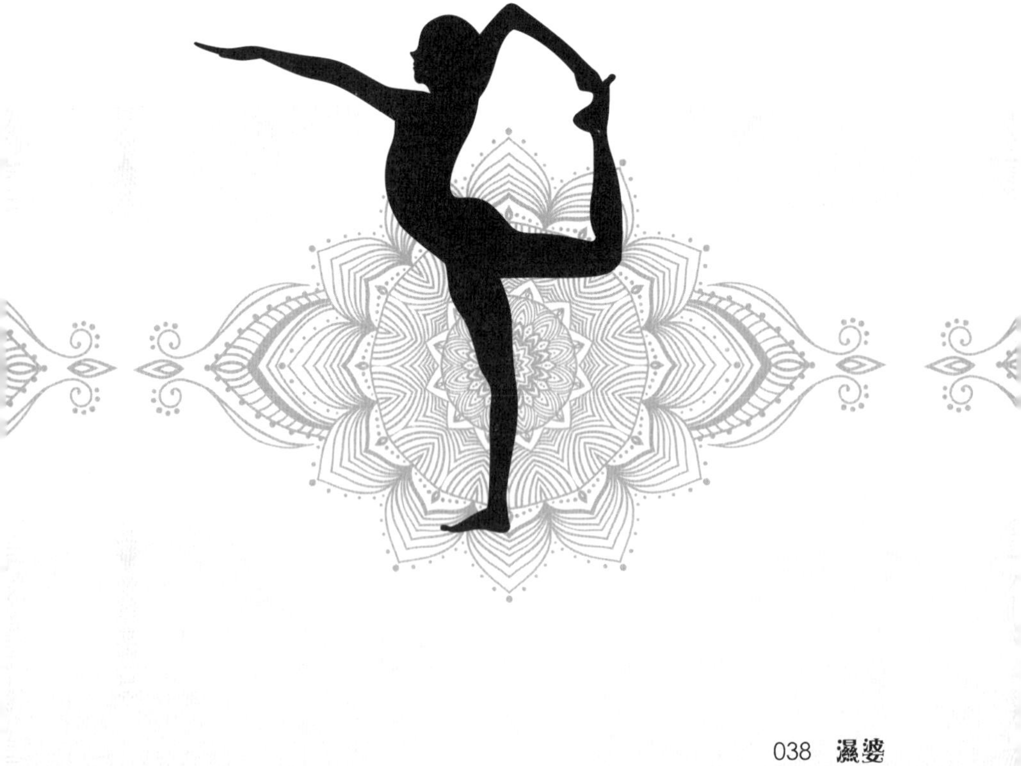

響內心深處那個永恆的真我，因此能跳出屬於自己的生命之舞，並在舞蹈中找到最佳的平衡、穩定和優雅的狀態，正如同舞王式一樣。

聖哲帕坦伽利在《瑜伽經》說：「瑜伽能夠平靜心念上的波動。」（Yogas citta vrtti nirodhah.〔1.2〕）可說是練習瑜伽的益處或目的之一。而學生的確可以透過瑜伽體位法的練習，體會到這一句話。這句話解釋了我們如何透過體位法的練習而進入一種形而上的領域——「體驗內在永恆的神性」。

當你第一次看到或練習舞王式時，可能關注的是這個體位法的難易度或挑戰性。的確，練習這個體位法需要很大的耐心、決心和持之以恆的努力。在練習的過程中，不管出現怎樣的情況，都要以堅定的態度面對，並對自己的狀態保持樂觀。練習的本身及我們的存在本身，都是神聖的。下次練習時，在關注身體或姿勢之外，不妨採取瑜伽大師艾楊格所說的這種態度：「你的身體如同一座廟宇，而體位法就是你的禱告。」

「忌妒」是人性內在的惡魔。當我們在學校或公司裡，忌妒別人的成績或表現時，可能會耍點心眼；而在愛情的世界裡，眼睛更是容不下一粒沙子。社會新聞中，常看到因為愛而升起忌妒心，小則口頭警告，大則傷害別人或致他人於死地，甚至玉石俱焚。忌妒的無名火會讓人失去理智，不知道自己在做什麼，導致最後不僅傷害別人，也傷害了自己。試著看看那些自己所擁有的一切，並珍惜之，將忌妒轉化為動力，把他人的成就當作自己努力的標竿，學會欣賞別人。天生我才必有用，每個人都有自己的優點，應活出最好的自己。

古老瑜伽最重要的經典之一，便是帕坦伽利的《瑜伽經》，該書注重理論，所介紹的實際練習方法較少。而《哈達瑜伽之光》（*Hatha Yoga Pradipika*），以及《格蘭達本集》（*Gheranda Samhita*）、《濕婆本集》（*Shiva Samhita*）剛好填補了不足之處。其中，《濕婆本集》為濕婆與妻子帕爾瓦蒂（Parvati）的對話內容。

為了像濕婆一樣的跳舞，我們必須要感到自由。「自由」是瞭解到沒有一件事會永遠束縛著我們。濕婆的舞蹈是從害怕改變到改變之後的解脫。祂教導我們如何在宇宙這個衝浪板上駕馭這不斷改變的波浪，航向喜悅的岸邊。《瑜伽經》提到「無明、自我中心、執著、憎惡和貪生，是五大障礙。」（2.3）其中最大的障礙就是第五個——貪生（Abhinivesha）！死亡是最終的改變，害怕改變會導致很多的壓力，甚至會引起戰爭。若我們能夠擁抱改變，就能夠從痛苦中解脫出來。當我們想要讓某些事物創新，可能就需要毀壞舊有的或使其消失。如果濕婆沒有做好破壞的工作，梵天就沒有辦法做好創造的工作了，因為濕婆必須提供一個重建的平臺給梵天。所以，濕婆透過智慧在其毀滅力量中展現慈悲。祂讓我們有自由去打破社會的規範，並創造一些全新的東西。祂為我們創造更多的空間，讓我們對生活能有更正面或更多的選擇，也幫助我們去除恐懼。如果我們真的想要改變，就必須能夠擁抱毀滅。

濕婆的重要法器之一——三叉戟（Trishula）象徵悅性、變性和惰性等三種屬性，《薄伽梵歌》第十四章也提到，世界上所有的物質、自然和人類，均由這三種屬性所組成。悅性代表純淨、光明、喜樂、和諧的狀態；變性是激情或躍動的狀態；惰性是黑暗、無知、怠惰的狀態。這三種屬性的比例會不斷變化，有時，悅性變得明顯，戰勝變性和惰性；有時，變性戰勝悅性和惰性；有時，惰性戰勝悅性和變性。

當所有的感官都被知識開啟時，悅性增強，便能經驗到喜悅，悅性富有啟發性，能使人擺脫一切不好的結果。但處於悅性的人會被幸福和知識概念所束縛。變性是由無限的欲望與渴求所產生，當變性增強時，欲望不受控制，就會有強烈的執著，會受到行動結果的束縛。惰性來自無知，當惰性增強時，我們會變得盲目、怠惰，甚至瘋狂，靈魂因而被束縛著。

若能瞭解到所有一切都是這些屬性的運作，就可以透過瑜伽的練習來超越這三種屬性，提升靈性的本質。一旦超越這三種屬性，就能在這些反應中不動搖、不煩亂，保持中立與超然，同時知道那只是屬性在活躍，而處於自性之中，平等看待苦、樂，視土塊、石頭和金子同等；也平等看待順境和逆境，在毀譽與榮辱之中都能保持穩定，如此就能擺脫生、老、病、死之苦，甚至在這一生就能享受到甘露。

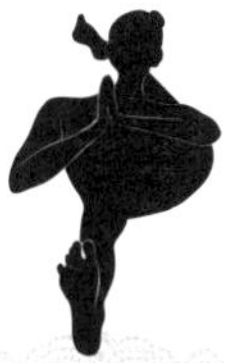

3 派拉瓦式

Bhairavasana

濕婆是苦行之神，終年在喜馬拉雅山脈的卡拉須山（Mount Kailash，大約位於現今的西藏普蘭縣境內）冥想靜坐、瑜伽修練與厲行苦行。濕婆被冠上許多稱號，如偉大瑜伽士（Mahayogi）、舞蹈之王（Nataraja）、宇宙統治者（Viswanathan）、偉大之神（Mahadeva）、戰勝死亡之神（Mahamrityunjaya）、至尊主（Paramesvara）等。

更早期的濕婆前身具有破壞神的毀滅性格，使得祂有一個令人聞之喪膽的封號——暴風雨神「魯陀羅」（Rudra），這個形象具破壞及再重生的能力。另外，強調濕婆最恐怖一面的名字是「派拉瓦」（Bhairava），意指恐怖的殺戮者，至今仍在印度和尼泊爾被崇拜著。

濕婆還有其他恐怖的別稱，如：象徵濕婆是「毀滅萬物者」的「訶羅」（Hara）；具掌握死亡時刻決定權的「伽羅」（Kala）；或有「惡魔之王」意思的「菩提商波羅」（Bhooteeshuvara）等，也是濕婆的別名。

關於派拉瓦的故事，出現於《濕婆往世書》（*Shiva Purana*）中，描述著梵天和毗濕奴的對話。毗濕奴問梵天：「誰是宇宙的最高創造者？」身為創造神的梵天傲慢地回應說，祂自己才是至高無上的造物主。梵天認為，濕婆有五顆頭，自己也有五顆頭，因此濕婆能做的一切，自己也可以做到。題外話，梵天原本只有四顆頭（見〈11 蓮花式〉），但因太迷戀智慧女神「薩拉斯瓦蒂」（Sarasvati），時常追著她跑；薩拉斯瓦蒂就算東西南北地四處閃躲，還是躲不過梵天四面臉的追蹤，只好往天上飛，於是梵天就生出朝向天空的另一面臉，成了五顆頭的形象。

由於梵天生起極大的我慢心，開始假造及越矩濕婆的工作，幾番下來，漸漸勾出憤怒相的濕婆，使其變化成派拉瓦形態。祂從第三眼射出火焰，焚燒了梵天的第五顆頭，並折斷自己的指甲當作銳器，輕而易舉地削去了梵天的第五顆頭，並持在自己手中。此舉也代表祂削去了梵天的自我與自大，使得梵天臣服於濕婆，願意老老實實地安守本分，回到自己的工作崗位上。

瑜伽墊內的心靈體會

通常人們只要聽到你在練瑜伽，大多會問：「你可以把腳掛在頭上嗎？」好像瑜伽的練習就是要把腳掛在頭上，或是把身體拗來拗去，而覺得練瑜伽好難。一般人都覺得自己不可能做到這樣的動作，然而，那是因為沒有練習。對於一個規律的練習者來說，只要慢慢練習，就有機會優雅地「躺在你的腳上」！

其實瑜伽的練習是循序漸進的，任何一個人都有進步的空間，這個派拉瓦式需要活動度很靈活的髖關節，是一個極限的開髖動作。剛開始練習這個姿勢時，可能無法把腳掛在頭上，甚至連碰到胸口都很困難；即使能把腳掛在頭上，頭可能也抬不起來，若要同時伸直另一條腿，更是困難，這樣怎麼可能做到《瑜伽經》裡所說的「**體位法是穩定舒適的動作**」（Sthira sukham asanam〔2.46〕）呢？

就像剛開始學習開車時，雙手要握方向盤和打檔，雙腳要踩油門和離合器，眼睛要注意前方與照後鏡，而這些部位彼此都不協調，讓人覺得忙亂又緊張。但是在開了一段日子後，就能開始享受開車的方便與樂趣，停車也越來越順手且容易了。其他如學習烹飪、畫畫等任何事情都是這樣，剛開始會覺得很難，所以必須不斷地練習，最後就能樂在其中。

瑜伽練習的終點，絕對不是要你把腳掛在頭上。如果只是要把腳掛在頭上或完成一些高難度動作，那麼這對體操選手及馬戲團表演工作者來說，應該是輕而易舉的事了。

練瑜伽的真正目的，是要保持心念的穩定與平靜，體位法只是一種途徑或方法。《瑜伽經》說：「藉由不斷地練習與不執著，可以約束心靈的變化。」又

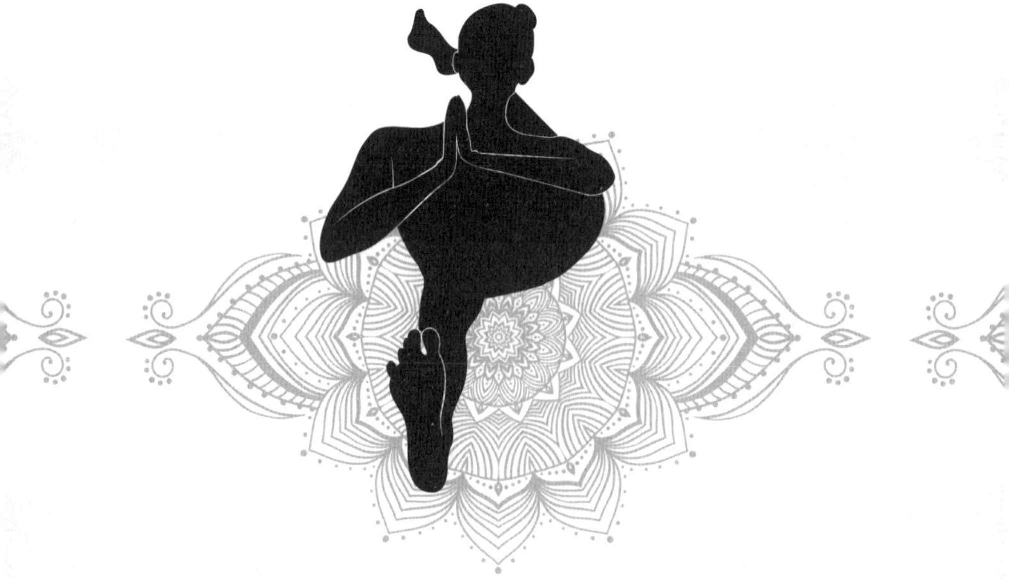

說：「持續穩定且不斷努力的過程，謂之練習。」「當你練習一段很長的時間，沒有間斷，且盡一切努力熱忱，這個練習將穩固不移。」（1.12~14）這些與筆者靜嫻的上師常說的話不謀而合：「每天要練習，系統性的練習、科學化的練習、規律性的練習，不畏失敗、保持興趣，做任何事情都會成功。」所以，在做任何事之前，不要一開始就判斷難易，也不要給自己找很多的藉口，凡事以正確的態度和方法來練習，無論是學習體位法或任何事情，都會成功的。

瑜伽墊外的靈性哲思

在印度，濕婆的信徒會在前額、胸及腕上，以灰或白檀、番紅花塗上三道平行的橫線，此標識的梵文稱為「特瑞普恩德茹阿」（Tripundra）。

尊崇濕婆的左派追隨者，有持棍棒的獸主派（Pashupata）、攜帶人類顱骨的順世派（Kapalikas）、在前額畫一個黑色記號的黑臉派（Kalamukha）、以自己的生活方式廢除一切人為制度的艾古里派（Aghori）、以陽具符號的形式來崇拜濕婆的林迦派（Lingayata）等。有些印度的靈性追求者或苦行僧（Sadhu）會採極端的肉體修行方式，如長年單隻腳站立與行走，就連睡覺時也是，亦有採經年高舉一隻手導致手臂變形乾枯，或是採取嚴格斷食法等，認為經由肉體的折磨可杜絕感官欲望，進而獲得精神的自由，讓靈魂得以解脫。筆者在印度的大壺節（Kumbha Mela）則看過有一群修行者完全沒有穿衣服，全身塗滿了灰燼，可能是炭灰，也可能是屍灰，此舉有一說法是代表罪孽、死亡和重生。

印度教認為「毀滅」有「再生」的含義，故代表生殖能力的男性生殖器「林迦」是濕婆創造力的象徵，受到性力派和濕婆派教徒的禮拜。《林迦往世書》（*Linga Purana*）對濕婆林迦的描寫簡直神奇到不可思議。傳說在世界創造前，梵天與毗濕奴為了爭奪誰是最厲害的神而發生爭吵，濕婆巨大而雄偉的林迦突然聳立在他們之間。他們搞不清楚這是怎麼回事，於是梵天化身為天鵝向上飛去以尋找林迦的頂端，毗濕奴則化作野豬向下尋找林迦的底部，結果花了一千年的時間也沒有找到。

順世派是崇拜濕婆的恐怖像，也就是派拉瓦。但並非所有濕婆的信奉者都遵循這樣的極端道路去修行。不過，即使是神，也有欲望和自我，在印度的神話故事中，通常是誰也不服誰，誰也不讓誰。所以，常常有許多故事是天神之間在比較誰的力量大，而要以比賽或打一架的方式來分出勝負。

人類就連信仰也想要分別或是比較，譬如：你的神不是最偉大的，我信奉的神才是最偉大的，諸如此類的事情從古至今不斷上演，小至爭吵，大至戰爭。到底我們爭的是什麼？宗教應該強調的和平與愛，竟變成分別與執著。梵天在頭被砍下後，也願意臣服在濕婆的腳下。但若我們爭辯或作戰失敗，卻只會導致更多的憤怒和我執，然後再引發更大的爭辯或戰爭。我們是不是能夠找到信仰初始的目的，不要因為信仰而讓自己變得更自大，學習尊重彼此的選擇，多一些包容，少一些批判，讓自己的心胸變得像天空一樣寬闊。

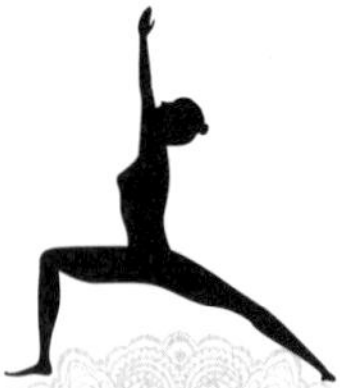

4

戰士式

Virabhadrasana I II III

這個故事出現於《伐由往世書》（*Vayu Purana*），也稱為「達剎—祭典—毀滅」（Daksha-Yajna-Nasha）。薩蒂（Sati）的好幾個轉世都崇拜著濕婆，是濕婆的奉獻者。但是薩蒂的父親——強大的國王達剎（Daksha）可不是濕婆的信奉者，因為他的父親梵天的第五個頭就是被濕婆給砍下來的，所以達剎非常討厭濕婆，根本不可能贊成他們的婚姻。濕婆是個留著長髮綹、披著虎皮的神，總是在充滿了死人骨灰的墓地裡冥想。濕婆隱居在山頂上，並花很多時間打坐，所以也不參與社會活動。祂除了會喝下毒藥（見〈1龜式〉），還喜歡跳舞。據說，濕婆隨身攜帶一顆頭骨（祂砍下了梵天的第五顆頭，詳見〈3派拉瓦式〉）。因此，濕婆對於維持傳統社會並注重規章制度的國王達剎來說，是相對立的。

薩蒂義無反顧地與濕婆結婚之後，留下來住在卡拉須山（Mount Kailash）。對他們的婚事感到不滿的國王達剎，在一次舉行重要的祭典時，邀請了所有神聖的神祇和祭司，且刻意不邀請濕婆和自己的女兒薩蒂。薩蒂在這種情況下被激怒了，她不能忍受父親對濕婆的侮辱，想去跟父親談一談，然而，濕婆卻拒絕前往，並選擇獨自一人繼續冥想。

薩蒂決定到祭典場上面對父親。不幸的是，達剎在剛開始時拒絕與薩蒂說話，即使最終兩人展開對話，達剎仍不斷嘲笑薩蒂和濕婆，說濕婆的品性卑劣，並問她濕婆是不是「獸中之王」。參與祭典的客人都看著薩蒂並嘲笑她。薩蒂感到被羞辱，決定和父親斷絕一切關係，也包括他給自己的身體。薩蒂說：「這是你給我的身體，但我不想要再與它有任何關連。」然後薩蒂跳入祭祀之火而死。❶

濕婆很快就得知妻子死亡的消息。起初，祂感到非常難過，隨後轉為憤怒。祂扯下自己的衣服並撕開長髮綹，把髮綹扔在地面上創造了「維拉巴德」（Virabhadra，vira 指英雄，bhadra 指朋友）。濕婆指示祂的戰士維拉巴德到祭典場上打敗達剎。

維拉巴德如一陣旋風地出現在祭典場上。維拉巴德先用雙手握住劍，由下往上劃過頭頂（戰士一式），向所有人展現他的存在。接著，維拉巴德雙手前後開展，眼睛凝視著前方的敵人，後方的手臂穩定拿著劍並準備隨時蓄勢待發（戰士二式）。最後，維拉巴德把劍舉到空中，並按濕婆的指示，快速、準確地砍斷了達剎的頭（戰士三式）。這令人毛骨悚然的場面嚇壞了所有人，每個人都害怕自己的頭也會不保，逃的逃、躲的躲，維拉巴德破壞了整個祭典。

之後，濕婆抵達祭典場，收回維拉巴德併入自己的身體。悲劇發生至此，身為達剎之父的梵天，以及毗濕奴，都出面安慰憤怒且悲傷的濕婆，請求濕婆原諒祂的岳父達剎。濕婆看在祂們出面的份上，才拿了祭桌上的一顆山羊頭，讓達剎重生。這使得達剎向濕婆鞠躬並稱祂為「善良、仁慈的人」。最後，濕婆抱起妻子的屍體，回到卡拉須山過著孤獨寂寞的生活。

❶ 約西元四百年後，此神話故事的精神延伸至印度民間習俗時，被扭曲為「薩蒂儀式」，即寡婦需追隨亡夫活活火葬殉情，以示忠貞。此殘忍劣習直至西元一八二九年才正式立法取締。

我們透過這個故事，瞭解到古代愛情悲劇與戰士式一至三式之間的連結。這三式是許多瑜伽練習者常練，也是很熟悉的姿勢。每次練習這些站姿時，總是需要很大的能量，學生常練得哎哎叫，因為大腿通常會很痠。不過，一旦雙腿有力氣之後，會幫助下肢的血液送回心臟，心臟也會更有力，健康的雙腿將能幫助你多外出走走，看看這個美麗的世界。

戰士一式需要大腿的強大力量，與肩膀、脊椎的柔軟度；戰士二式除了需要大腿的力量外，還需要髖關節的柔軟度；在戰士三式中，只有一條腿可支撐身體的重量，所以除了需要更多的大腿肌力之外，還需要有

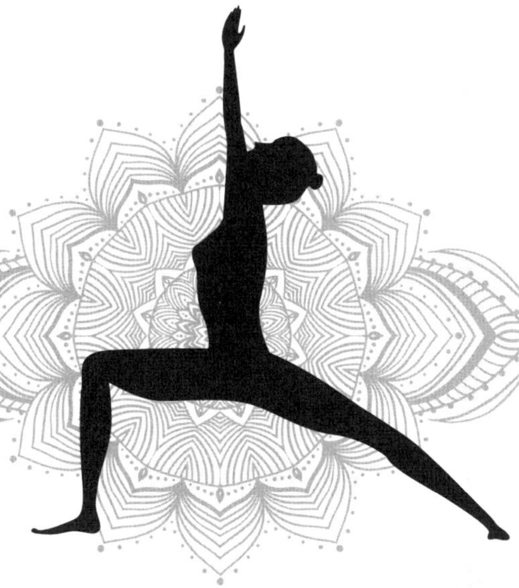

（戰士Ⅰ式）

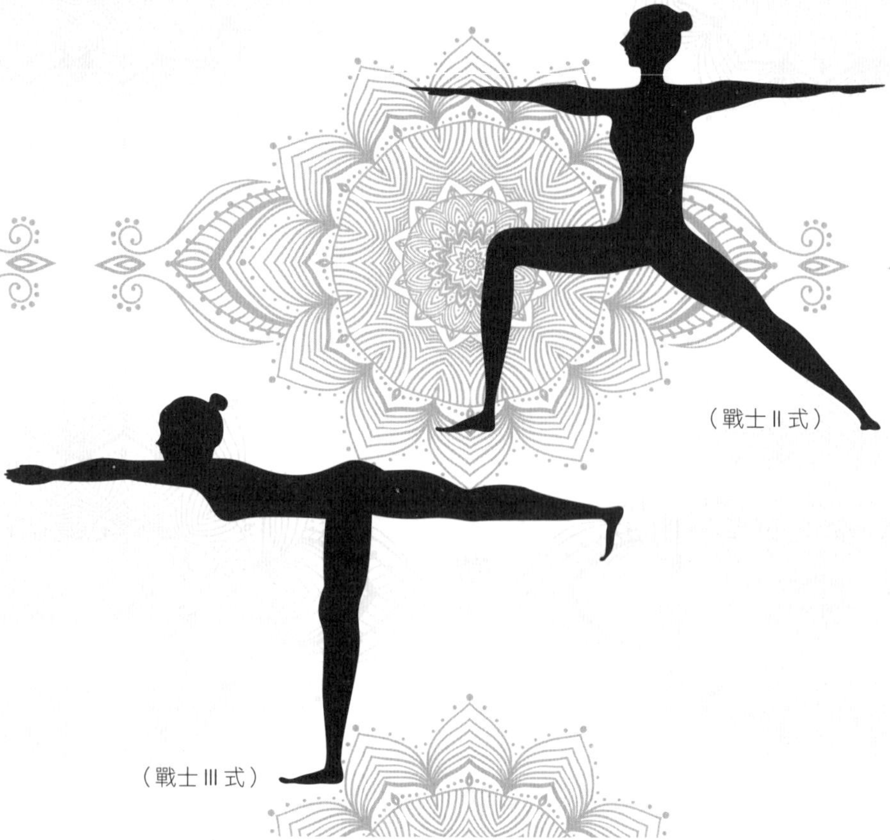

（戰士 II 式）

（戰士 III 式）

非常好的平衡感與身體控制力。這些看似是身體外在的力量，但若沒有內在的精神力量支撐，就無法展現出身體外在力量的穩定。

我們常常看見很多報導，有一些生命的戰士是身體有缺陷的人，但他們不僅不埋怨且願意改變，透過自己的堅強意志力，完成超乎人們所能想像的事情。在練習戰士一式時，你可以想像自己是一個具有神聖使命的無畏戰士，將自己從「自我保護」的模式中釋放出來，提起勇氣和決心，就會在姿勢裡找到新的活力和力量，進而勇於面對接下來的每一個挑戰。在練習戰士二式時，雙手往左右打開，也打開了心胸，有助於接受自己與他人、接受行動後的改變，接納生命及世界所有的一切；此外，雙眼看著前方的手，象徵你專注於目標，沒有過去、沒有未來，只專注在當下的每個呼吸。練習戰士三式時，在吸氣的同時提起你的信念，吐氣的同時將身體前彎，雙手像劍一般劃向你的目標，讓內在的堅定幫助你在這個姿勢裡支撐與停留，即使雙腿不聽使喚、發抖到不行，也不輕易放棄，因為戰士的精神就是堅持。

瑜伽墊外的靈性哲思

你會不會覺得很奇怪，以和平著稱的瑜伽練習裡，竟然有一個被稱為「戰士式」的姿勢？其實，戰士式並沒有與「非暴力」（Ahisma）的瑜伽練習互相矛盾。因為在這個體位法中，我們並沒有慶祝戰士所造成的破壞和屠殺場景。相反地，我們在這些姿勢裡，認知到自己內在的精神戰士是如何每天與自己的自負及無知作戰，而這兩者就是苦的來源。我們可以將故事中的濕婆（和祂的化身戰士）視為代表更高的真我本性，以對薩蒂的愛之名，與傲慢的自我（達剎）戰鬥。

在真實的生活中，很多時候我們必須要做一些困難的決定，如同濕婆，當祂處在失去妻子的憤怒情緒中，即使身為神，也會失去理智，要了岳父的命。神都會犯錯，更何況是生活混亂的我們？我們通常一衝動起來，就會像濕婆一樣想要報復，可能祕密地做，或是這種想法不斷地浮現在腦海中。當生活沒有照著計畫走時，我們會失望嗎？我們能夠抵抗這些壓力下的衝動嗎？我們能夠將在墊內所感受的喜悅和簡單，帶到墊外充滿挑戰的生活嗎？

我們常常因為急於追求瑜伽的精神，就忽略或漠視了人類的負面情感，像憤怒、嫉妒和痛苦等。我們認為，當一個瑜伽人，就必須消除所有的負面情緒。然而，每天都有事情不斷發生，要從生活中刪除所有的困難是不可能的。更不用提我們每天都在面對所有人際關係所引起的壓力而產生的小戰役。

《瑜伽經》：「為了要保持平靜而不受干擾的心，對於快樂的人，我們要培養友善的態度；對於不快樂的人，我們要培養憐憫的態度；對於擁有善良道德的人，我們欣喜；對於邪惡的人，則不予理會。」（1.33）但我們真能為了對方的快樂而快樂嗎？是不是有時候不快樂的原因是因為隔壁的鄰居很快樂？達剎無法為了他的女兒在祈禱多年後終於能與濕婆結成連理，而感受到快樂；薩蒂對於父親的不快樂也無法憐憫；濕婆面對薩蒂的死，也無法對達剎不予理會，而派維拉巴德把他殺死。

這個愛情悲劇講述著濕婆和妻子薩蒂的婚姻之間，所充滿的愛、恨、憤怒、暴力、悲傷、同情和寬恕。神也會失去對情緒的控制這件事，對我們來說是很珍貴的一課。並不是練了瑜伽之後，就能永遠快樂和平，我們仍然要試著每天在心境上練習保持平靜，這是很重要的。神有能力為祂的錯誤做出彌補，如同濕婆最後因為原諒與寬恕而讓岳父復活，這是祂補救的方式。但我們面對自己衝動行為的後果時，可是沒有能力做修補的。

著名的瑜伽經典《薄伽梵歌》，描述了神射手阿周那（Arjuna）與奎師那（Krishna）之間，在戰爭前於俱盧之野（Kurukshetra）上的對話。當時的阿周那看見許多親戚朋友都在敵對陣營，感到難過且困惑，竟連弓箭都舉不起來，因此向當他馬車夫的奎師那尋求指導。奎師那對阿周那說，要他盡戰士的職責，行動比結果重要。最終成功說服阿周那參戰。

在這世界裡，當我們離開瑜伽墊後，經常要扮演一個生活上的瑜伽戰士。《瑜伽經》教導我們使用快樂、慈悲、欣喜和不予理會等做為工具，來保持平靜；就算我們做錯了，也要找機會盡最大的力量去彌補。《薄伽梵歌》要我們盡自己的職責投入戰爭，而不執著於行為的成果。戰士式讓我們有更多的力量使心達到完整、慈悲與愛的狀態。

生活中有許多的戰鬥都無法避免，但是我們能揮舞靈性戰士的武器：同情與寬恕。同情讓你具有同理慈悲心，而寬恕是讓過去的憤怒情緒不再干擾我們，且有可以改變的希望。所以，下次當我們瞭解如何作戰並拿對了武器時，就成為一個有三百六十度視野、能看見所有情況的戰士，我們不逃避、不恐懼，勇敢站起來打一場漂亮的戰爭，並且看到這些挑戰所給予我們的力量，不執著也不期待行動的結果，而能體現了這三個神聖姿勢背後的意義。

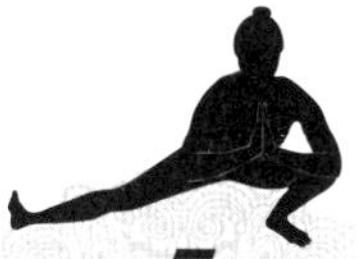

5 戰神式 *Skandasana*

戰神式（Skandasana）體位法是為了紀念有「戰神」稱號，濕婆和帕爾瓦蒂的兒子——室建陀（Skanda）。在民間傳說中，他另有多個名字，如庫馬羅（Kumara）、撒巴拉馬尼亞（Subramaniyan）、三目卡（Sanmukha，意即六張臉之人）或穆盧干神（Lord Muruga）。擅於長茅揮舞之技的室建陀，在史詩《摩訶婆羅多》中，被稱為「堪都巴」（Kandoba），在南印度則廣泛被稱為「馬拉伊・奇拉把」

（Malai Kilaban）。如同古希臘羅馬神話中的永恆少年（Puer Aeternus），年輕英挺的室建陀亦被冠上「青春永駐」之美名。

室建陀最膾炙人口的故事，是出於西元五世紀印度詩人卡力達夏（Kalidasa）之手的《戰神之誕生》（*Kumarasambhava*）史詩。印度教的古文學《室建陀往世書》（*Skanda Purana*）是以他為名，亦可窺知其重要性。

話說，眾天神長期受「塔拉蘇拉」（Tarakasura）所帶領的魔界騷擾，有一個預言提及，若欲消滅惡魔之首的塔拉蘇拉，唯獨濕婆所生之子的神力才能辦到。傷腦筋的是，自從濕婆的妻子薩蒂自焚而死後（詳見4〈戰士式〉），濕婆終日獨居閉關靜坐冥想，眾天神無人膽敢干擾他，更別說奢望他生個孩子。

眾天神請示了梵天的意見後，將帕爾瓦蒂（即薩蒂的化身）送去服侍濕婆，嘗試色誘濕婆，並派愛神「卡瑪」（Kama）去助祂一臂之力。殊不知卡瑪這善意的舉動竟變成自殺任務。愛神的箭對準入定中的濕婆，一發即中，被箭射中而受驚擾的濕婆睜開眉心處的第三眼，從中發出一道快如閃電的火焰射向愛神，可憐的愛神當下化成灰燼。

在此事過後，難過並懺悔的帕爾瓦蒂決定要跟隨並效法前世丈夫的修行腳步。

她卸下所有美麗的飾物，換上素衣，專心一志地在山中靜坐冥想。因被箭射中而從三摩地（Samadhi）回神的濕婆，觀察了改變後的帕爾瓦蒂，心生愛意，終於接納了她，帕爾瓦蒂成為祂的第二任妻子。

關於室建陀的出生有很多種傳說。

有一說是，雖然帕爾瓦蒂終於成為濕婆的妻子，但眾天神太急著要趕快有濕婆的子嗣，所以推派火神「阿耆尼」（Agni）想想辦法。於是，火神趁著這對夫妻在房中和好之際，藉機使了點伎倆，取得濕婆播的種，置於瓶中，殊不知神的種有著滾燙的高溫，火神只好把瓶子放進恆河，想藉由河水來降溫，但這個舉動惹惱了恆河女神，而把它丟到河岸上的一處蘆葦叢，爾後誕生了室建陀。

這時，有六位美麗的少女（通稱為克里蒂卡斯，Krittikas）來到恆河邊想沐浴，撿到躺在蘆葦叢中的新生兒，非常驚喜，因為寶寶實在太可愛了，大家爭相要哺乳。這時，具神力的寶寶就化為六顆頭，讓六位臨時保母都可餵到祂。

接下來，眾人搶著要當寶寶的歸屬。

因哺乳而發揮出母性的克里蒂卡斯認為，是她們先撿到的，所以寶寶理應是她們的。火神認為，是祂完成眾天神推派的任務，才會有寶寶的誕生，撫養權理應給祂。恆河女神認為，是她如子宮的河水孕育出寶寶，所以理應歸她。就在大家爭執不休時，濕婆出面了。眾人終究抵不過「種」是祂的事實和懾於祂的權威而無話可說，寶寶回歸帕爾瓦蒂的懷抱。

擁有普天畏懼的破壞神之血統的室建陀，在青少年時期即展現過人的英勇。懷著使命而生的祂，帶著眾天神的祝福和祂的長茅神器，開始了長達六天的奮戰。室建陀不負眾望地一一殲滅了希哈木卡（Simhamukha）、蘇拉帕曼（Surapadman）和魔頭塔拉蘇拉等阿修羅。

瑜伽墊內的心靈體會

在這樣紮實的下盤練法中，要挑戰的是腿部肌力與毅力能否戰勝「無力感」！不論是完成動作本身的難度，或反覆練習後仍無力完美停留的挫敗感。

如果說魔王之於室建陀是惡勢力，那麼我們內在的惡魔即是貪念、瞋恨心、恐懼、惰性、傲慢、執著等，小到克服體位法練習的過程，大到包括遇到挫折、打擊、困頓時直接否定自己，或放棄重新開始。不論是科學家、藝術家、企業家、政治家，所獲得的成功絕對是經過多次的失敗或不完美的過程後，又重新檢視、重新嘗試而得的成就果實。即便沒有得到所謂的成功，在過程中亦能積累外在磨練和內在成長的人生智慧。

如同室建陀尚需要經過整整六天來對戰惡勢力，我們更需要透過肢體與意志力的持續鍛鍊，累積點點滴滴的些微進步，來戰勝內在的惡勢力。

瑜伽墊外的靈性哲思

不知讀者認不認同宿命論？認不認同每個嬰兒已背負一種既定幸或不幸的出生？就如同室建陀帶著特定使命下而出生那般。近幾年，在全球注目的敘利亞等地區的難解武

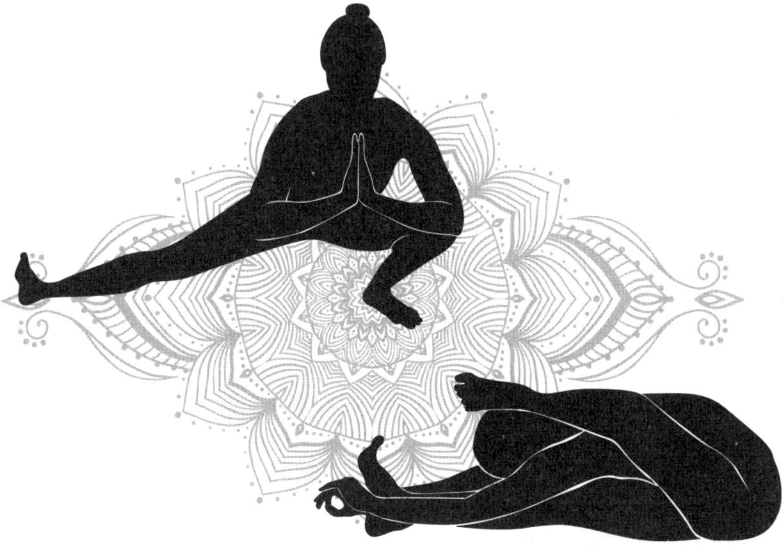

力衝突中，有一部分成員是志願加入的青少年。當許多臺灣青少年在冷氣房中自在安心地打著線上電玩的同時，這些青少年已拿著真槍實彈在戰場上犧牲了生命。

你或許以為「室建陀在眾所期望下出生」只是個神話，但其實在生活周遭，有不少父母是期待指定性別的懷孕，或給予幼兒揠苗助長的教育、強迫孩子照自己的期望成長……身為長輩者，應該要能自醒與自省，重新檢視自己是小愛的有所求，或是以真愛為出發點。身為晚輩者，則要同理長輩生長的時代背景下所造就的育子觀念，並慶幸我們仍是處在以自由意志為首的環境。

一旦走上靈性自覺之路後，你可以成為自己生命的主宰，而非受到宿命的擺布，或牽制於原生家庭的影響。這個過程並不容易，常常需要生命歷程的考驗，但這正是靈魂來此生學習的用意之一，也是以經驗理解生命實相的解題過程。

故事中，眾天神使出了美色和愛神之計，看似失敗，但經由帕爾瓦蒂的誠心懺悔後，故事又峰迴路轉地走向圓滿。在現實生活中，不乏這樣的履險如夷，與其說是在考驗我們對事情的應對能力，不如說是在測試我們的心能否心誠則靈，金石為開。

筆者曾經被瑜伽學員問過數次，為何苦修千年的大神濕婆仍需要娶妻生子？首先，神是經由人格化來譬喻和呈現人性的種種，以達教化人心之意。歷代有名的瑜伽行者受上師要求須經歷結婚生子的過程，確實也是常見的。回到修行一事，生活即道場，修行在生活。不論何種因緣形成你的生活模式，在行住坐臥間的每個當下，均可修行。從兩個人或兩人以上的生活連結中，內觀到自己人性底層的種種，明白如何「修正自己的行為」並從中通透自心本性。

瑜伽有提供一種生命觀，即「Jivanmukta」——活在世俗中的解脫者。雖然這是千年前的觀點，但即使到了現今科技發達的世代，仍非常適合想修行但在現實生活中尚有責任義務的人以身試法。我們不需脫離世俗生活，不需剃度出家，就能在物質生活中實踐自我實現（Atman Sakshatkara）的道理，內在均能處於不執著、解脫（Moksha）的狀態，以及靈性真我（Atman）的體現。

印度經典《薄伽梵歌》中，至尊人格首神奎師那用數種譬喻彰顯其超凡，其中一段的形容如：「眾將領中，我是戰神室建陀。」（10.24）在同經典也提到：「要用知識當武器，斷除你心中由愚昧所帶來的疑惑，以瑜伽為武器，奮起戰鬥！」（4.42）不論我們是何種既定出生，知識、智慧和修行皆如長茅，可握在手中，帶給我們力量，陪我們行走於生命的戰場。

祝福你是自己生命的主宰，並能感恩所有歷程的發生！

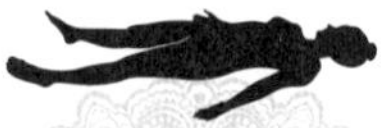

6 攤屍式 *Shavasana*

這個故事最早出現於《摩根德耶往世書》（*Mārkandeya Purana*）。

幾千萬年前，有一個名叫「羅克塔毗賈」（Raktavija）的阿修羅，他擁有一項特殊能力，就是掉在地上的每一滴血，都會變成一千個與本尊一樣厲害的化身。

有一次，羅克塔毗賈率領阿修羅們進攻天界，眾天神根本無法抵擋，只好前去懇求濕婆的幫助。然而，濕婆正在修行，眾天神不敢打擾他，他的妻子帕爾瓦蒂便伸出援手，派出自己的化身杜爾伽（Durga）去作戰。

為了降魔而出現的杜爾伽，擁有三隻眼、十隻手。她的手上各持法器，打敗了許多阿修羅，但羅克塔毗賈卻很難對付，因為他不但殺不死，還會因為流血而出現越來越多的化身。很快地，杜爾伽因為寡不敵眾而越來越憤怒，臉部開始發黑，雙眼發紅，變成另一個化身——卡莉（Kali）女神。

卡莉可說是印度教中最有力量的女神，其形象跟一般女神溫柔美麗的模樣大相逕庭。因戰爭而生的她，被描繪為皮膚黝黑、伸長的舌頭上滴著惡魔的血，脖子上掛著一串人頭，穿著斷臂做成的裙子，四隻手臂分持不同武器，而其中一隻手提著被砍下的阿修羅之頭顱。

卡莉一出現，便先來個下馬威，對著阿修羅大軍狂吼，怒吼響徹雲霄，隨後揮舞拿著武器的兩雙手，連環砍殺阿修羅們。看到鮮血四溢，讓她異常興奮，越砍越開心，速度之快讓阿修羅們根本看不清楚卡莉到底有幾顆頭、幾隻手、幾條腿。

不過，卡莉並沒有因此而占上風，因為當羅克塔毗賈的血濺得越多，化身就越多，幾乎放眼望去都是羅克塔毗賈的化身。但卡莉的反應不是沮喪，也不是害怕，而是憤怒。靈機一動的卡莉，開始吸這些羅克塔毗賈化身所流出的血，並把他們一個個給吃進肚子裡，整個戰場在一瞬間淨空下來，羅克塔毗賈完全沒想到自己會落到這個局面，就連天界的人都不敢相信卡莉這個新生女神竟能獲得逆轉勝。

毀滅為卡莉帶來勝利的結果。然而，卡莉卻深陷於殺戮帶來的勝利成就與殺紅眼的狂喜狀態，而無法自拔。她開始跳起舞來，雙腳用力踩踏，使得整個大地開始劇烈震動，令三界眾生受到影響且心生畏懼。

卡莉的黑暗力量已可媲美濕婆，幾乎就要毀滅世界。破壞神濕婆不等保護神毗濕奴出手，為了解決眾生的恐懼與痛苦，自己出來面對正瘋狂跳著舞的卡莉。但祂不採取激烈手段來制止卡莉，只是躺在她的腳下任其踐踏，以緩衝對大地的震動力道。慢慢地，拉回一些理智的卡莉，意識到腳下踐踏的是自身本尊的丈夫——濕婆，就羞愧地停止跳舞了。濕婆用溫和、被動制暴的手法，和平解決了這個失控的場面。

如果你問學瑜伽的人最喜歡的體位法是什麼？這個濕婆神躺下來的動作「攤屍式」，絕對是第一名。

無論是練習什麼瑜伽派系，結束前都會練習攤屍式，讓身心好好地得到休息，尤其是學生在一堂很有挑戰的課程之後，都會期待攤屍式的來臨，因為終於可以躺下來休息。當開始練習攤屍式時，學生的臉上就會充滿笑容，因為這個姿勢通常是學生付出很大的努力之後才會出現的！但如果上課的第一個動作就是攤屍式，身體還沒有開始動，就要讓學生躺在那裡不能亂動，他們可能就會覺得攤屍式很無聊，因為這個動作不像其他的體位法那樣有趣或是具有挑戰性。

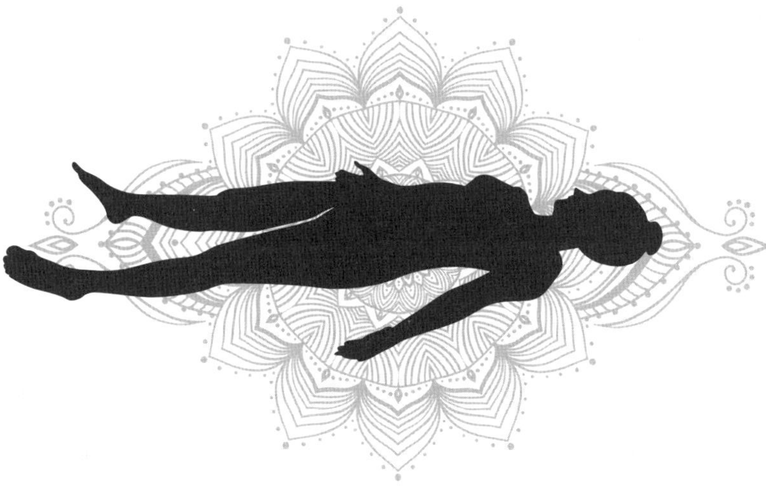

其實，大部分的學生都不太瞭解攤屍式的好處、目的與重要性，有些老師甚至很可能因為時間不夠，就縮短練習攤屍式的時間，筆者靜嫻在印度施化難陀瑜伽道場上體位法課程時，幾乎每一次都以攤屍式做為練習的開始，接著在動作與動作之間，也會練習攤屍式。

為什麼攤屍式如此重要？因為在上課前練習攤屍式，可以讓人更容易放鬆身心，讓身心為即將進行的體位法做好準備，而動作之間短暫的攤屍式，能消除肌肉的疲勞，以便進行下一個體位法，課程最後的攤屍式，則是讓身心靈都得到徹底的放鬆與能量修復，所以下課後會充滿能量，一點也不累！學生曾經跟我反應，如果沒有做攤屍式就離開教室，回家後會特別累，她才知道攤屍式的重要。

攤屍式是要在動作中觀想自己像屍體般動也不動，如同這個體位法的名稱一樣，梵文名稱中 Shava 的意思就是屍體。有時候，我發現學生即使躺下來，他們的肩膀還是聳著，即使用口令請他們將肩膀放鬆，他們還是無法做到，一直到我用雙手觸碰他們的肩膀來提醒，他們才會意識到自己的肩膀根本沒有放鬆。有些學生則是一躺下來就呼呼大睡，引起同學的竊笑，但是，那些沒睡著的同學，卻常常一下子手指動動、腳趾動動或摸摸臉，雖然只是小小的動作，但只要有一個部位在動，肌肉就得用力而無法放鬆。我們在日常生活中，已經習慣無時無刻總是要做一點什麼，不然的話好像就是在浪費時間或是沒有效率，這樣的模式讓我們的大腦和身體習慣性不停地在動。

瑜伽練習的目的之一是平衡身體的能量，然而，一個有動力、以目標為導向、想要有成就感的人，自然會把同樣的態度帶到瑜伽練習中，他會不斷挑戰自己的極限，要努力做得更好，但這不僅沒有達到瑜伽的目的，還強化了壓力。在攤屍式中，想要「獲勝」是不可能的，想要努力做好也是不可能的，相反地，你不需要付出任何努力，在過程當中也不會有什麼進展。練習攤屍式時，要保持身體放鬆如屍體不動，但意識清醒、呼吸自然放鬆流動，真的很難。那些具有挑戰性或是需要平衡的動作，很容易讓練習者專注，但是像攤屍式這樣看似簡單的動作，卻非常不容易專注。現代的人壓力都很大，專注的時候不容易放鬆，放鬆的時候就不容易專注，所以，常常練習攤屍式，不僅身心都可以得到休息與修復，在練習放鬆的過程也會改變大腦的迴路，幫助我們能夠更正面地看見事物原來的樣貌。

只有當大腦安靜下來後，深度放鬆才會發生，這就是攤屍式比我們想像中更困難的原因。透過體位法，可以減少身體的緊張，也會讓心靈在某種程度平靜下來，但這還不是深度的放鬆。我們無法努力放鬆，甚至我們的身體都有一些不容易意識到的部位會習慣性緊繃，而這些習慣無法僅靠意志力釋放，心必須變得平靜，因此，我們並不是強迫身體或大腦，而是引導注意力集中。這聽起來很矛盾，但一些更進階的放鬆練習，甚至是冥想的練習，就只是要我們集中注意力。

放鬆和專注是交融在一起的，緊張的人無法集中注意力，只有放鬆才能達到真正的集中精神。專注是能量的方向和控制，緊張是一種能量鎖死的生理狀態，並非是我們意識的流動與控制。

近代流行的瑜伽睡眠（Yoga Nidra），是一種透過引導讓練習者進入更深層的意識放鬆的技巧，介於清醒和睡眠之間的狀態，練習者通常是以攤屍式躺下練習。

瑜伽墊外的靈性哲思

最早提到攤屍式的經典是《哈達瑜伽之光》，其內容為：「仰臥在地上，像一具屍體，稱為攤屍式，它可以消除疲勞，促進心靈的平靜。」（1.32）攤屍式更深一層的意義是提醒我們放下、臣服與死亡。

印度老師提瓦瑞（O.P. Tiwariji）曾說過一個故事：有一個印度人要練習冥想，但是他養的猴子總是一直干擾他的練習，於是他想了一個辦法，把猴子愛吃的鷹嘴豆放在一個上窄下寬的瓶子裡。當他靜坐時，猴子果然被旁邊瓶子裡的鷹嘴豆給吸引過去，牠將手伸進去抓鷹嘴豆，但抓滿豆子的手卻無法通過瓶口，猴子東甩西甩，想要把瓶子甩開，卻怎麼樣也沒有辦法，最後牠甩累了，手一鬆開，鷹嘴豆落下，手自然就離開瓶子了。

我們是不是也常這樣緊抓著很多東西不放？命運無法預知，人生當中有很多意料之外的情況，無論是在金錢、工作、愛情、病痛、死亡等等方面，我們總以為自己能夠控制，然而，我們再怎麼再努力都控制不了。從小，我們就被教導如何追求目標，卻從來沒有人教我們如何放下。攤屍式提醒我們，學習放下過去的故事、那些待辦事項清單，更進一步放下情緒，擺脫周圍人們與你互動的情感包袱。緊握的雙手什麼都抓不住，更何況人生的無常。如果願意放開手，讓該來的來，該去的去，就能夠更放鬆地體驗。人生旅途中，的確有太多美好的風景和誘人的事物，總讓人在一開始時迷戀，進而想要擁有，於是，我們急迫地想要將一切全都握在手中，似乎只有這樣才能算得上是幸福且成功的人生。然而，我們總是不滿足，像貪心的小孩一樣，一手握滿了糖果，另一手還要再抓餅乾，卻因此沒有手將零食送進嘴巴裡吃。我們是不是也掉進這種漩渦裡，即使擁有全部卻無法享受，也越來越不快樂？

欲望就像泥濘，腳一踩下去就無法自拔，讓我們遠離了快樂的彼岸，筆者靜嫻的上師說：「我們再怎麼吃，也只能塞滿一個胃；我們再怎麼睡，也只能睡一張床；再怎樣偉大的親情或愛情，在心愛的人過世後，你終究要把他／她火葬或土葬，無法把他／她留在身邊一輩子。」如果是這樣，我們能不能時時提醒自己，珍惜、感恩與放下。省思自己的生命，懂得盡力就好、活在當下，讓我們的人生都有無可取代的意義。

有一句話說「一切都是最好的安排」，但我們真的可以不抵抗並且全然擁抱當下的變化嗎？我們能夠完全地臣服嗎？臣服，不是隨波逐流，而是懂得何時該堅持，何時該放下；臣服，是原諒，是接受，沒有恐懼，如同濕婆神躺在卡莉的腳下任由她踐踏，祂完全地接受。濕婆神的臣服不是軟弱，也不是被動，祂不抵抗，順應當下的流動，如水的隨遇而安，而這需要多柔軟的內在啊！阻礙我們人生的常常是「自我」，我們腦中的聲音總是說：「我，我，我！」學習放下這個我執，這也是靈性修行中最重要的部分之一，如同練習冥想，不是要練習做什麼，而是要練習什麼都不做，如老子所說的「無為而為」。練習跳脫大腦的直線思考，順勢而為，不再抵抗，把以往用錯的力量還給自己，才能保有最強大的內在力量。當你終於放下自我執著，每一刻就是最好的安排，有智慧的濕婆神並沒有用很大的力氣來阻止憤怒中的卡莉，而是以祂安靜的身體來喚醒她，這正是放下自我的最佳典範。

攤屍式也讓練習者反思死亡，《瑜伽經》提到「無明」的其中一項就是害怕死亡，雖然死亡是一個比較禁忌的話題，但攤屍式其實是讓我們預先練習面對死亡，也可以提醒我們，生命中有什麼是尚未完成或是重要的，以及生命有多麼寶貴。當我們經歷忙忙碌碌的人生，來到最後的時刻，能放鬆面對嗎？其實，靈性修行也可以被視為一個死亡的過程：小我的死亡。諷刺的是，只有當它「死亡」後，我們才能覺醒到生命的本來面目。

所有東西都不斷地變化，從有到無，從無到有，所以死亡也是這個無常的世界裡的一個面向，死亡只是生命的一部分，某種程度來說，這何嘗不是一種祝福？想一想，如果人都不會死，是不是一件很可怕的事情？在印度哲學來說，死亡意味著重生，靈魂再也不用束縛在這個身體裡面了，我們真正的身分並不是這個身體；如果這個身體沒有靈魂，那就是屍體。

我經常在攤屍式中教導學生，「身體不是我，我不是身體」，那我是什麼？《光明點奧義書》（*Tejobindu Upanishad*, 3.1~3.12）提到，我們是永恆的存在、覺知和喜悅（Satchitananda）的靈性意識。身體會老死，但永恆的覺性意識恆常，當我們能夠真正瞭解到這樣的靈性知識，死亡便不是一件恐怖的事了。就如同《薄伽梵歌》所說，衣服穿舊了或破了，你會換一件新衣服；當身體老死，靈魂會再找下一個軀體輪迴，而瑜伽，能幫助我們從輪迴之中解脫出來。

有一段由明末清初的僧人釋隆琦所寫的語錄，被近人填曲傳唱為歌曲，歌詞為：「從迷到悟，一念之間；從愛到恨，無常之間，從生到死，呼吸之間；從古到今，笑談之間；從你到我，善解之間，從心到心，天地之間……」學會轉念，學會適時放手，我們的身心就能獲得自由。

所以，下一次當你在練習攤屍式時，也許心中牽掛著重要的事情，或正忙著判斷自己和周圍的人，或已經在角落裡打鼾，都請別陷入舊有的思維模式或存在方式，試著給予自己身體和精神上的放鬆，如拉弓射箭一樣，拉箭時，專注於目標，在弦上建立強大的張力，然後必須要放箭；如果不增強張力，或者最後不放手，箭永遠不會射中目標。所以，在練習的最終躺下來大吐一口氣後，去感受當下放鬆與放下的感覺有多好。

有關濕婆神最廣為人知的唱誦，即為〈瑪哈米鳩拿亞咒語〉（Mahamrityunjaya Mantra），意思是戰勝死亡之咒語，也是濕婆神的咒語，印度上師說，此咒語擁有很強大的能量。我們在印度時，每天晚上都要唱誦一百零八次。

Om Tryambakam Yajamahe Sugandhim Pushtivardhanam
Urvarukam Iva Bandhanan Mrityor Mukshiya Maamritat

我們向三眼的濕婆神致敬，祂甜美的香氣包圍並滋潤所有生命，願祂讓我們從死亡解脫並賜予不朽，如同成熟的瓜離開藤蔓的束縛。

毗濕奴 Vishnu

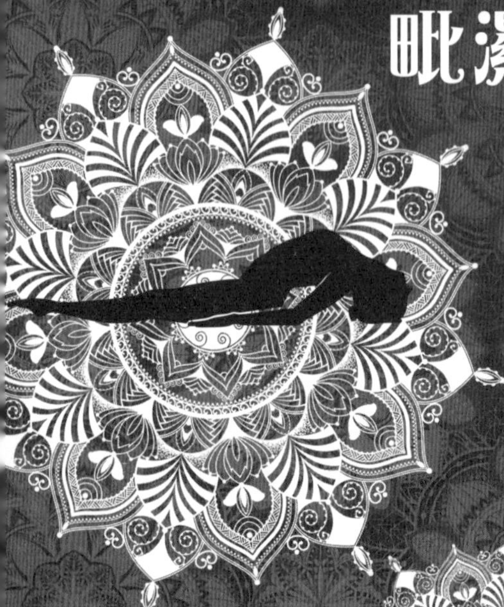

魚式
Matsyasana

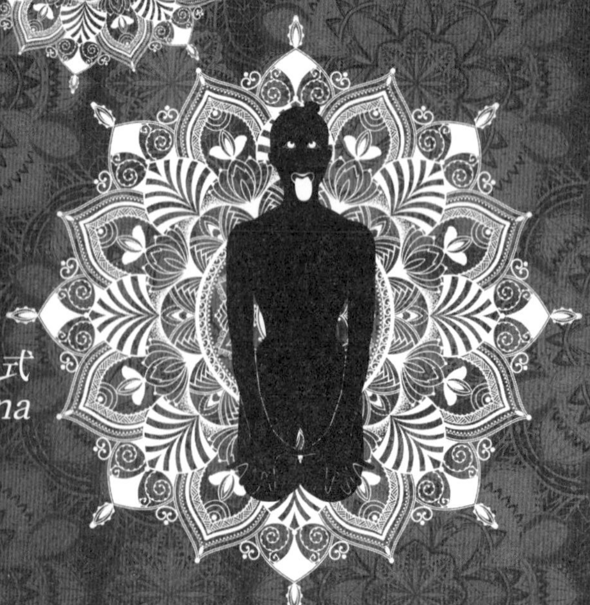

獅子式
Simhasana

鷹式
Garudasana
脈輪式
Chakrasana
蓮花式
Padmasana

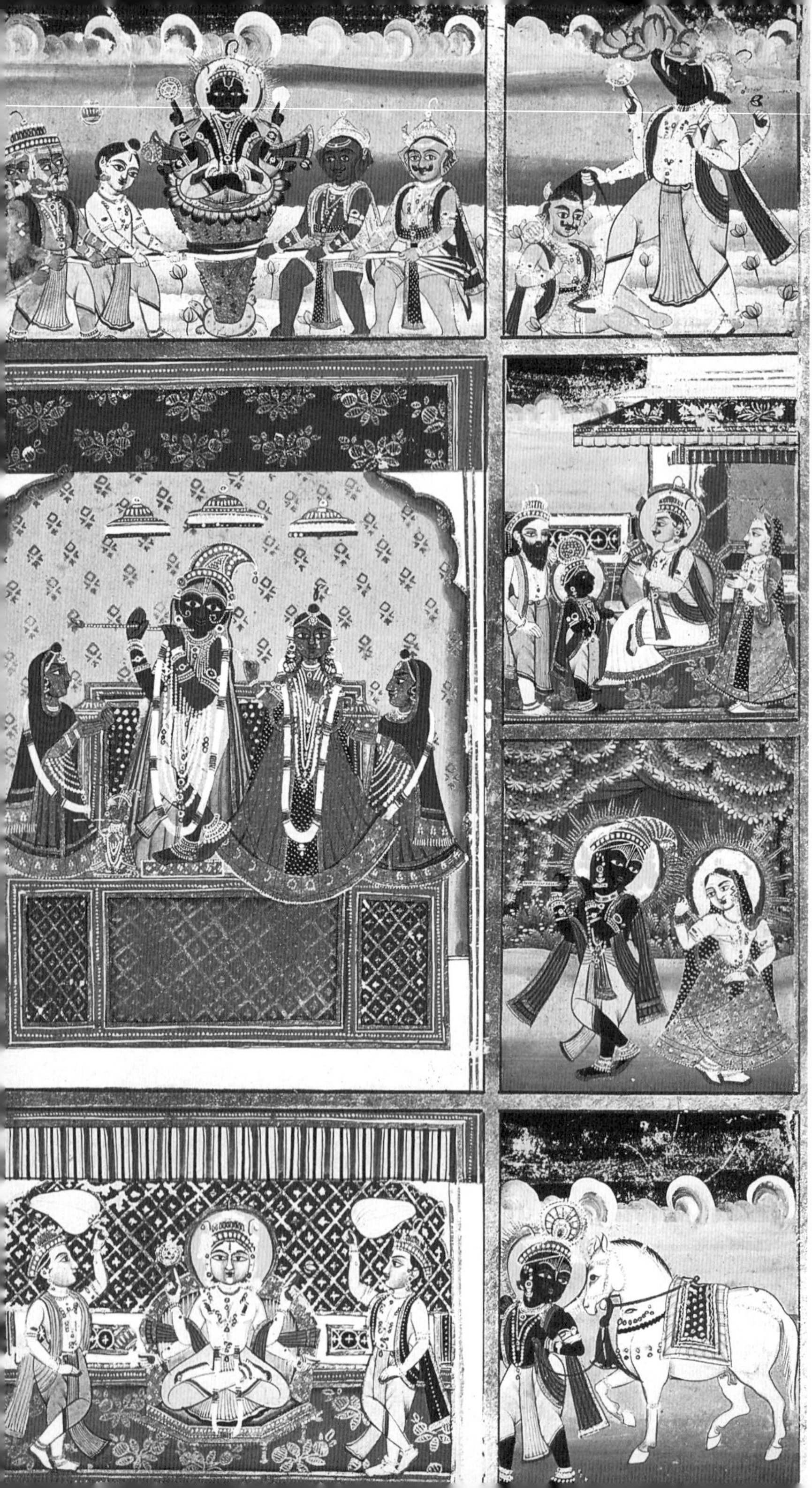

▶毗濕奴的十個化身
❶ 魚（Matsya）
❷ 龜（Kurma）
❸ 巨豬（Varaha）
❹ 人獅（Narasimha）
❺ 侏儒（Vamana）
❻ 羅摩（Rama）
❼ 奎師那（Krishna）
❽ 持斧羅摩（Parashurama）
❾ 佛陀（Buddha）
❿ 迦爾吉（Kalki）

❶	❷	❸
❹		❺
❻		❼
❽	❾	❿

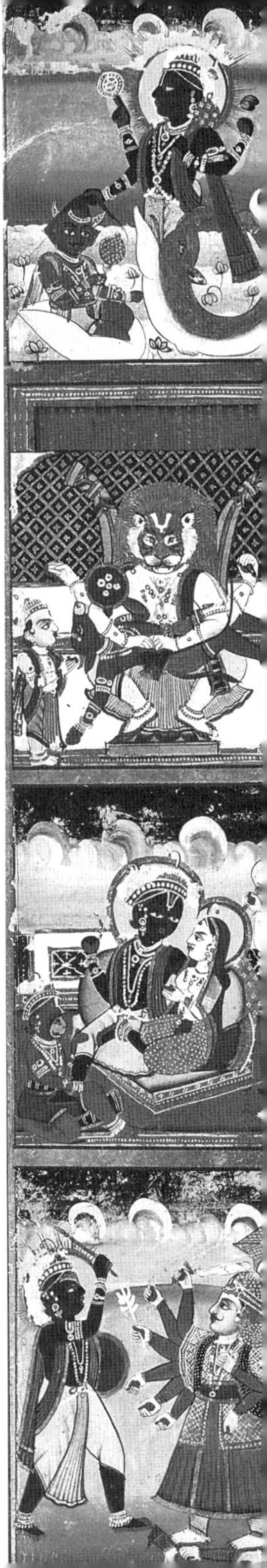

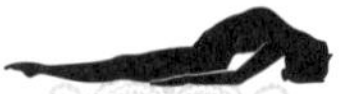

7

魚式

Matsyasana

梵天為宇宙萬物的創造者，掌管著宇宙。有一天，梵天突然睡著了，導致宇宙開始失去秩序。雨一直下個不停，河水開始不斷上漲。一個名叫「哈亞格里瓦」（Hayagreeva）的惡魔偷走了記錄世界上所有神聖智慧的四部吠陀經典。每當宇宙的秩序遭受威脅，在混亂中，保護神毗濕奴為了要解救宇宙萬物，就會化身為某種形式。這些形式取決於當時的需要，而他第一次就是化身為魚（參見八一頁）。

國王「薩提夫瑞」(Satyavrat)在河中沐浴時，一隻小魚游進他的手心說：「陛下，保護我！」國王便把魚放在椰子殼碗裡，並帶牠回家。第二天早上，小魚已經大到填滿了碗，國王就換大一點的碗，但魚兒迅速長大，每個容器都容不下牠。國王就把魚兒放到池塘、湖泊裡，牠還是持續不斷地快速長大，最後國王決定帶魚兒去大海。「請不要把我放在大海，那裡有怪物！」魚兒說。

很明顯地，這不是普通的魚。國王薩提夫瑞將雙手合在胸前，祈求魚兒顯現出真實的形態，並解釋牠待在這裡的原因。這時，保護神毗濕奴站在他面前，告訴國王薩提夫瑞，整個世界在七天後將會被水淹沒。「但我會帶一艘船來給你。」毗濕奴說：「你要幫我重建世界，在接下來的七天內，你必須收集所有可以生長在地球的種子和植物，以及每一種動物。當我到達時，把這些東西都送到船上，並把宇宙之蛇『婆蘇吉』當作繩子拴在我頭上，我會載著你們安全渡過洪水。」

國王薩提夫瑞在約定的時間內，帶著所有的種子、植物和每一種動物上船。在此期間，毗濕奴(或稱「麻蹉」(Matsya)，毗濕奴化身為魚的形式)，已經從哈亞格里瓦的手裡救出吠陀經典並安全地放好。當他們航行時，麻蹉將所有瑜伽的神聖智慧教導給國王薩提夫瑞。今天，他的話語被稱為《魚往世書》(*Matsya Purana*)。他們航行了億萬年，一直到梵天醒來。一個閃亮的新世界出現，然後又形成海洋，國王薩提夫瑞成為了瑪努（Manu）——新時代的立法者、管理者。

瑜伽墊內的心靈體會

每一次練習魚式，挺起胸膛做輕微的後彎動作，頭頂著地，雙眼平視後方，身體像魚一樣的柔軟，會有舒服的感覺。後彎的動作能讓心胸打開，帶給我們積極樂觀的感覺，亦能面對生活中所有的負面情緒，並正面思考其解決方式，從而在每件事情中獲得啟發或有所學習。一般人呼吸短淺，而魚式能為你帶來開闊的胸腔，可以輕柔地加深呼吸，延伸的頸部更是改善現代人常用 3C 產品導致肩頸問題後遺症的福音。

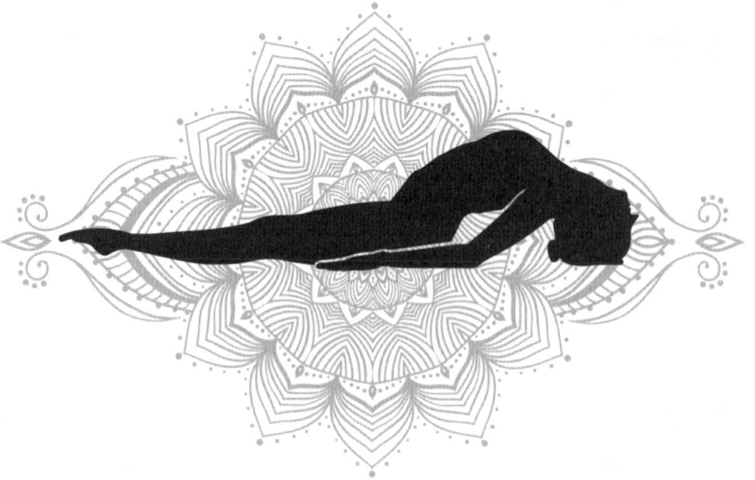

顯然地，這個故事與聖經的「諾亞方舟大洪水」故事雷同。世界將被洪水摧毀，一個正直的人必須救援重要的生物，以重建世界文明。有趣的是，有些人不懂在這個故事裡，沒有「諾亞夫人」，沒有「每種生物要兩個不同性別」，相反地，解救吠陀經典是重要的，因為這是人類與神聖智慧的結合；而解救農業的種子和保存每個物種的精微體，則是為了未來的重建。如果你是國王薩提夫瑞，你選擇保存什麼？

相較於其他瑜伽派別，《魚往世書》比較推崇的行動瑜伽，指出修行者應具備八大特質，即仁慈且不傷害他人和所有生物、寬恕心、保護尋求幫助的困頓者、免於忌妒、淨化外在與內在、平靜、不吝於協助哀傷者、不妄念別人的財富或妻子。

在故事的開頭，國王薩提夫瑞自發地做了好事——解救小魚。不斷地幫助小魚找到適合牠居住的場所。最後，原來這隻魚是前來拯救人類的毗濕奴化身，最後，眾人反而被魚兒所解救。你曾經只是為某人提供一個微小的服務，最後卻發現，這一行動竟然對那個人影響深遠嗎？以前的人總說：「勿以善小而不為，勿以惡小而為之。」瑜伽是一種精神的力量，也是人生中的導航，如同神魚指引著我們的方向。不管生命的洪水如何氾濫成災，瑜伽的練習都會幫助我們安然地度過。

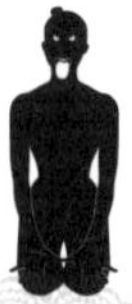

8 獅子式 *Simhasana*

根據《薄伽梵往世書》（*Bhagavata Purana*）所述，在很久以前，有兩個雙胞胎魔王，分別叫「黑冉亞克沙」（Hiranyaksa）和「黑冉亞凱西普」（Hiranyakasipu）。他們的雙重黑暗力量侵略了三界所處的大地，甚至在光天化日之下擄掠了大地女神，使得失去保護神力的大地沉入了海底，首當其衝的眾生面臨著苦難。眾天神和聖人們祈求保護神毗濕奴前來解危。於是，毗濕奴化身為一頭巨豬「瓦茹阿哈」

（Varaha，參見八一頁），不負眾望地殺死了黑冉亞克沙，並用一雙獠牙將大地從海底拱起，解決了末日危機。

正因如此，黑冉亞凱西普打從心裡怨恨著毗濕奴。為了復仇，必須提升自己的功力，於是黑冉亞凱西普開始進行最嚴厲的瑜伽苦行。他單腳站在蟻丘上一百年，不斷念誦創造神梵天的名號，直到身體被螞蟻咬壞了仍不罷休。終於，皇天不負苦心人，梵天騎著天鵝坐騎出現了。祂並不清楚實際的狀況，以為黑冉亞凱西普是祂的奉獻者，除了協助他恢復健康的身體，並勸他停止這種瘋狂的苦行外，也願意賜給他一個祝福。

黑冉亞凱西普要求能獲得不死之軀。梵天說：「我雖然擁有很長的壽命，但也不能永生。我無法將自己沒有的東西賜給你。」狡詐的黑冉亞凱西普說：「那就請您賜我不要被您所創造的生物所傷，賜我不死於任何屋內或屋外，不死於白天或夜晚，不死於天空或大地，不死於任何武器，人與獸、神與魔都無法傷害我。」梵天答應他的請求後，便離開了。

得到梵天的祝福後，黑冉亞凱西普開始戰無不勝，很快就征服了整個宇宙並統治三界，沒有人是他的對手。他甚至搶占了天神之首因陀羅的宮殿，並強迫眾天神及天下眾生都要崇拜他。除此之外，黑冉亞凱西普禁止所有人禮拜他最憎恨的毗濕奴，或是念誦祂的聖名，違反命令者將會被抓起來並施予各種嚴厲的折磨，整個三界都籠罩在恐怖的氛圍下。

後來，黑冉亞凱西普的妻子懷孕了，天神因陀羅為了報仇，同時不希望她生下魔王的後代，便偽裝成黑冉亞凱西普將她拐走。但在中途，皇后被聖人「那茹阿達牟尼」（Narada Muni）拯救，來到其所居之處。在這裡，人們均禮拜毗濕奴，因此，皇后的孩子「帕拉達」（Prahlada）自誕生後便受到此風氣的薰陶，長年虔誠禮拜和念誦毗濕奴的神名。

幾年後，他們母子被送回到黑冉亞凱西普的皇宮。起先，黑冉亞凱西普非常高興妻兒能平安歸來，但後來卻發現帕拉達開口閉口都是自己的敵人——毗濕奴，甚至他還教導其他人也要禮拜毗濕奴。

黑冉亞凱西普一開始軟硬兼施地勸阻帕拉達不要繼續禮拜毗濕奴，並要求學校老師對帕拉達洗腦，告訴他：「這世界上沒有毗濕奴，你父親才是最偉大的人。」但這些話語無法打動帕拉達，他反過來對老師講述瑜伽的科學，還對同學講述了毗濕奴的種種神蹟，使得所有同學開始不相信老師的教學，轉而禮拜毗濕奴。

帕拉達回到家後，黑冉亞凱西普想知道學校老師的洗腦成效如何，便詢問他在學校裡學到了什麼。帕拉達把學校裡發生的事告訴父親，甚至說最好能離開家和皇宮，到森林裡練習瑜伽並冥想毗濕奴。

黑冉亞凱西普聽到這一切後，氣得失去理智，萌生出要殺死帕拉達的念頭。他先叫人用毒蛇去咬殺帕拉達，可是毒蛇卻變成了美麗的花環。於是，他叫自己精通火術的姊姊霍莉卡（Holika）用火去燒死帕拉達。霍莉卡曾因為苦修有成而得到濕婆贈送的一張防火神毯，她誘騙帕拉達一起坐上毯子，並飛到火堆上方，企圖藉機推下帕拉達。具有神通力的濕婆在得知此舉後，一怒之下，立即收回了自己送出的毯子。帕拉達在神的護佑下平安無事，而霍莉卡卻被大火給燒死了。

接著，黑冉亞凱西普嘗試對帕拉達下毒藥，沒想到濕婆把毒藥全部轉移到自己身上。眼看這些計畫都不成功，黑冉亞凱西普便將帕拉達關進監獄，企圖讓他餓死，然而，毗濕奴的愛妃——吉祥天女拉克希米，竟親自送食物來給帕拉達。在毗濕奴的護佑下，黑冉亞凱西普的所有計畫全都失敗了。

盛怒的黑冉亞凱西普決定直接下手。他說：「所有人都怕我，唯獨你不怕！現在我要殺死你，看看有誰能夠救你？」

帕拉達回答：「所有力量都來自於神，而我們能做的事就是控制心念。色慾

（kama）、憤怒（krodha）、貪婪（lobha）、執著（moha）、驕傲（mada）和嫉妒（matsarya）等內在的六大敵人所產生的痛苦，讓這世界產生了二元性，並將世界分裂為朋友和敵人。只要能控制心念，就不會有這些敵人。只有無知的人才會相信其他人是自己的敵人。」

黑冉亞凱西普更加生氣地大吼道：「你這個笨蛋！你真的想死嗎？這世界上，除了我以外，沒有其他神！不然你告訴我，你所禮拜的毗濕奴在哪裡？」

帕拉達說：「毗濕奴無處不在！」

黑冉亞凱西普哈哈大笑說：「你所禮拜的毗濕奴，難道會在這宮殿的柱子裡？如果是的話，你就叫他出來吧！」

話音剛落，就突然冒出一聲巨響，驚動了眾天神。這時，宮殿的柱子裂開了，從裡面冒出一個上半身是獅子、下半身是勇士的奇怪生物——人獅那羅辛哈（Narasimha，為毗濕奴第四個化身，參見八一頁）。他發狂地怒吼著，手持各種武器，開始與黑冉亞凱西普對戰。

他們持續對戰到黃昏時分，當黑冉亞凱西普顯露疲態時，人獅那羅辛哈趁機將他抓起，來到宮殿的門檻上，並把他放在自己的膝蓋上，用尖利的指甲刺入他的腹

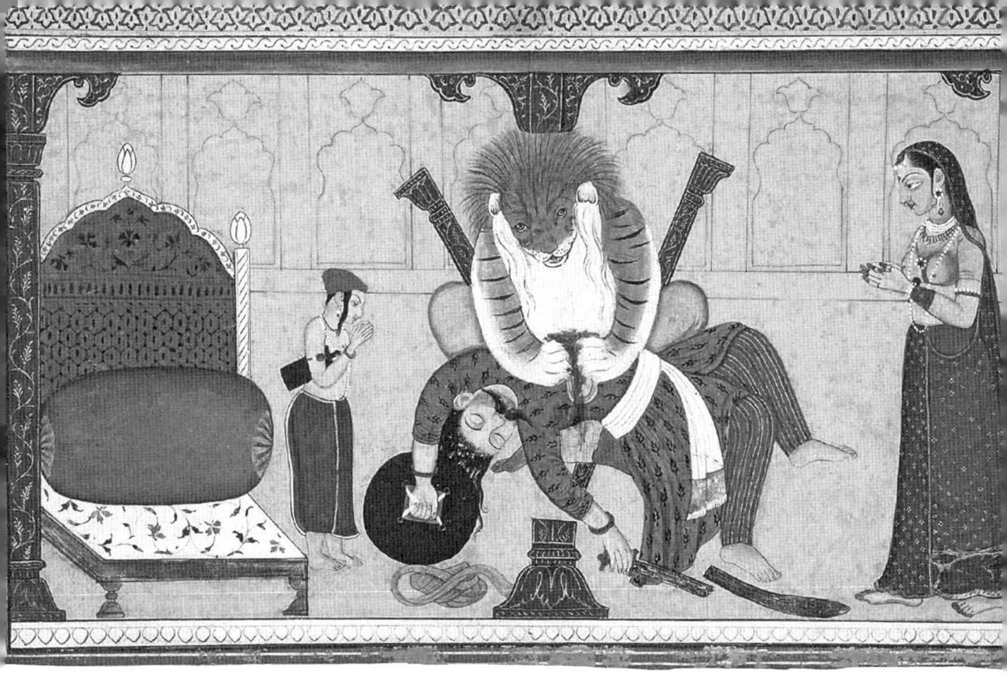

▲黑冉亞凱西普死於人獅的膝蓋上。（繪製年代：1760）

部，總算讓黑冉亞凱西普氣絕身亡。此時，既不是白天，也不是黑夜，而是黃昏；不在屋內，也不在屋外，而是在門檻上；不是在天空，也不是在大地，而是在膝蓋上；不是被武器，而是被指甲所殺；不是被人或獸、神或魔所殺，而是被人獅所殺。這些全都沒有違背梵天的祝福。

然而，即使殺死了黑冉亞凱西普，人獅那羅辛哈的憤怒仍無法平息下來。眾天神請拉克希米前來安撫，卻沒有任何成效，於是梵天請來毗濕奴最虔誠的奉獻者——帕拉達。他雙手合十地向毗濕奴化身的人獅跪地頂禮，致上感謝，才平息了人獅的憤怒。

獅子式有別於其他眾多體位法的特色，是它可以使舌頭得到鍛鍊、改善口臭和口吃、按摩喉頭、改進音質、預防喉頭疼痛等。由於這些原因，印度有許多聲樂家都會練習獅子式，來增進他們的歌唱能力。

獅子式還可以使甲狀腺和頸部、兩眼與兩耳的其他腺體受益，根據傳統瑜伽典籍，獅子式能改善疾病，並能強化根鎖（Mula bandha）、臍鎖（Uddiyana bandha）、

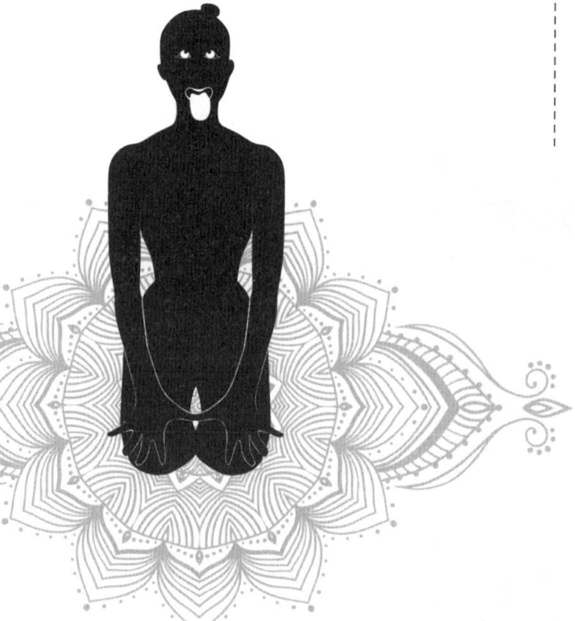

喉鎖（Jalandhara bandha）三大鎖印的練習（鎖印就是將生命能量鎖定在特定的區域）。

每當我們在學生面前第一次示範這個姿勢時，大家總是哈哈大笑。因為看到老師把雙手手指撐開、雙眼往上吊、嘴巴張大、把舌頭伸向下巴並發出獅吼，是一件有點被驚嚇又開心的事。但輪到學生做時，大家總是會害羞，然後笑成一團。為了釋放大家的緊張，我就會說：「放心！我不會拍照的！」所以，練習這個姿勢時，在心理上還可以增強我們的自信和勇氣。一旦你勇於在眾人面前練習獅子式，似乎就沒有什麼好畏懼了。

瑜伽墊外的靈性哲思

鹿的耳朵喜歡聽音樂，身體會隨著音樂跳舞，所以容易被獵人設陷阱捕抓。公象的身體喜歡與母象接觸，獵人就做一個塗油的假母象，公象聞到母象的味道，就會跑來跟母象磨蹭，於是就中陷阱而被抓走。飛蛾的眼睛喜歡亮的地方，殊不知一旦飛到明亮處，接觸到燈火的熱就會死亡。蜜蜂的嘴巴喜歡蜂蜜，當蓮花在下午合起來的時候，因貪圖享受，也不會用尾巴的刺將花搓破，等到大象來喝水時，將蓮花摘下並丟到地上踩扁時，已經來不及逃出。海裡的魚即使有很多食物可吃，但鼻子還是貪圖漁夫釣餌的味道，於是上鉤。以上都是因為貪圖身體的感官享受，而導致危險的動物。

所以，我們的知識感官——眼、耳、鼻、舌、皮膚，如果沒有受到控制，就會像動物一樣被欲望牽引，造成痛苦。即使身體死亡，欲望仍未死亡，最後的欲望會變成下一次出生的原因。無論鏈子是黃金或鐵做的，都是束縛。你要被欲望控制或是控制欲望，都在一念之間。一開始要控制感官或心念時，都需要努力，就像我們學習煮飯、開車、跳舞等一樣，剛開始很難，要花很多時間。但是，試著練習瑜伽努力不懈的精神，就像你爬樓梯時，不可能一下子就爬到頂樓，起步時不要覺得很難，只要慢慢爬，終有一天可以登頂，便會有不同的視野。

《薄伽梵歌》（3.37~39）提到，欲望和憤怒是我們的敵人，欲望的貪火會蒙蔽了人類的智慧。故事裡的黑冉亞凱西普象徵著極端的物質主義者，他所有的努力就是為了要滿足欲望，就連瑜伽苦行的目的也是為求永生。當他得到神力後就變得傲慢、狂妄、目中無人，與日俱增的自我看不見自己的渺小。而他具有神性的兒子帕拉達，不受父親邪惡的行為所干擾，他追求靈性的成長，所作所為都奉獻給毗濕奴。他以一顆平衡的心，平靜地說真實的話。他瞭解每個人都具有神性，即使他父親選擇了無知，也具有神性。只有惡魔的行為，沒有惡魔的心，是因為無知，才有錯誤的行為。

《薄伽梵歌》也說：「感官比欲望的對象強大。比感官還要強大的是心念，比心念更高一籌的是智力，而比智力更優越的是真我。」（3.42）依靠真我來約束自己，摧毀你那個披著罪惡的根源——「欲望」。

帕坦伽利在《瑜伽經》告訴我們，「非常熱衷且堅定練習的人，很快就能達到三摩地的境界。」（1:21）這個故事告訴我們，神的恩典是不受條件限制的，當時間對了，神會以看似不可能的方式意外地展示自己。黑冉亞凱西普和兒子在這個故事中，都忠實地練習一段很長的時間。但是，黑冉亞凱西普尋求什麼樣的結果？權力和控制。帕拉達尋求什麼？不斷地提升靈性意識，感受到神聖的存在。兩者都得到他們想要的東西。在瑜伽的道路上，我們需要無所畏懼。而無畏是從練習而來的，我們可以冥想著人獅來克服恐懼，同時，當我們克服心念的惡魔時，也可以體現人獅那羅辛哈的精神。

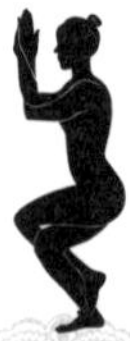

9

鷹式

Garudasana

在故事開始前，先來瞭解一下有「鳥王」美名之主角「嘎茹達」（Garuda）的出身，其父親名叫「卡士亞帕」（Kashyapa），是梵天的兒子。卡士亞帕的十三位妻子中，有兩位是親姊妹——咖杜（Kadru）和維娜塔（Vinata），為達剎國王的女兒。

這兩位姊妹雖然美麗，但是忌妒心強，會在暗地裡較量。丈夫基於疼愛之情，總投兩人所好。因此，咖杜請求丈夫賜一千位具有無比力量的兒子給她時，卡士亞帕讓她如願地孕育了一千條蛇族後代。維娜塔則請求丈夫賜兩個兒子給她就好，但他們所擁有的力量、勇猛和名聲，要使其姊的兒子們黯然失色。卡士亞帕也讓她如所求地擁有兩顆蛋。

以人間計算的五百年過去了，維娜塔看姊姊在一千個後代的圍繞下熱鬧地生活，自己卻孤伶伶地苦守著一動也不動的兩顆蛋，忍不住敲破其中一顆蛋。糟糕的是，胎兒只有上半身成形，下半身尚未長好。生氣的胎兒說：「妳怎麼可以這麼沒耐心？就因為妳的魯莽，差點殺了我。為了不讓妳也去傷害我弟弟，並要妳為此贖罪，我詛咒妳將成為奴隸，等弟弟在下一個五百年孕育出來後，才會去解救妳。」

後來，姊妹間的無聊爭執，使得這個詛咒成真。

有一天，咖杜問維娜塔：「妹妹啊，因陀羅神騎的那匹七頭飛天神駒『烏蔡什羅婆』是什麼顏色的？」維娜塔篤定地說是全身雪白色，但咖杜認為牠是身體雪白，尾巴帶黑色的。兩人為了顧及面子而打賭，輸的人要成為另一人的奴隸並受監禁。事後，咖杜得知神駒確實是全白的，但在不願認輸的心情下，竟命令她的幾尾黑蛇兒子去造假。母命難違，幾尾黑蛇算準時機，悄悄攀爬並垂掛於神駒的馬尾上……兩姊妹來到神駒附近，遠遠望去，真相被障蔽住，使得自以為賭輸的維娜塔必須接受成為奴隸的事實。

經過了五百年，命運不是流轉就是扭轉。

當嘎茹達破殼而出的那一霎那，展現出儼然天生鳥者之王的姿態。他展開一雙無與倫比的巨翅，散發出連太陽神和火神都讚歎的四射金色光芒，讓人感覺如世界末日來臨般地耀眼奪目！

但是，他閃耀光鮮的外表，遮掩不住內心的陰影。

為了擺脫出生即背負奴隸後代的莫大恥辱，以及母親仍受禁錮的原罪，嘎茹達前去蛇族處「帕拓拉」（Patala）尋求解決之道。雙方最後取得協議，只要嘎茹達替蛇族取得甘露，就能換取母子的自由之身。

於是，嘎茹達來到眾天神護藏甘露的天神山。

甘露受到三層關卡的嚴密保護。嘎茹達先輕易地解決了幾位在關卡外守護的小神後，來到第一層環繞著巨大火圈的關卡口，極高溫的熊熊火焰如怪物般難以靠近。嘎茹達飛到最近的出海口，將數條河流的水一口氣吸乾後再飛回，一股腦兒地往火圈用力噴灑，使之瞬間熄滅，從而安全過關。來到第二層關卡處，有個轟隆巨響的轉動車輪，車軸間叉滿了尖刀利劍。毫不畏懼的嘎茹達使出神力將自己蜷縮成極小的身軀，並將兩翅完全包覆全身（鷹式的由來），膽大心細並靈活地彈、跳、鑽、溜於轉動中的尖刀細縫間，順利過關。

最後一關是由兩條噴火巨蛇守護著。嘎茹達飛到巨蛇噴火所不及的安全距離處，用力且快速地拍打著巨翅，讓地面上的塵土飛揚，並趁著巨蛇的雙眼刺痛得睜不開時，立即用他的利喙將兩條巨蛇碎屍萬段。智勇雙全的嘎茹達獲得至寶甘露，隨即飛返蛇族處帕拓拉。

天神之首因陀羅，在得知甘露被偷走後，便帶著神器金剛杵（Vajra）火速追上嘎茹達。一陣廝殺後，嘎茹達毫髮未傷地逃走，全程只掉了一根羽毛（這根羽毛從天界掉落而下，撿到它的三界眾生覺得太美了，因而嘎茹達還被譽為「蘇帕爾那」〔Suparna〕，即「美翼」之意）。因陀羅敵不過嘎茹達，只好前往蛇族處埋伏，想辦法伺機而動。

嘎茹達一心一意只想完成約定地繼續趕路。這時，他遇到了毗濕奴。毗濕奴明白事情的原委，所以不採取武力，而是曉以大義地說，祂能理解嘎茹達的所作所為是出於一片孝心和為了雪恥，也讚賞他沒偷喝甘露的無私之心，但也提醒他，萬一讓邪惡的蛇族喝了神水而成為不朽之身的後果。最後，毗濕奴說，因為欣賞嘎茹達，請嘎茹達當祂的坐騎，祂就可以成為嘎茹達的靠山，還承諾要賜予嘎茹達不需喝甘露也能永生不死的祝福。雙方協議好後，嘎茹達隻身繼續飛往蛇族處。

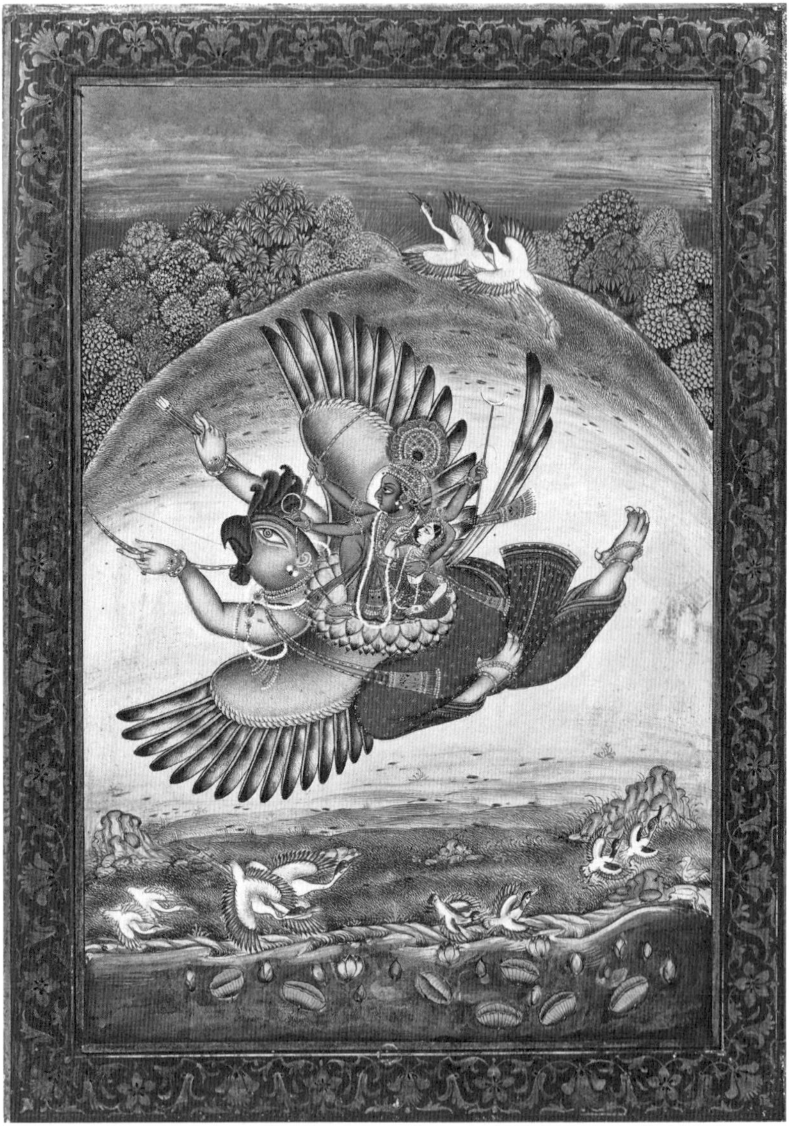

▲嘎茹達最後成為毗濕奴的坐騎。（年代：18 世紀印度細密畫）

嘎茹達依約來到了蛇族處後，將甘露瓶放在草地上，要求蛇族釋放他母親，並解除他們的奴隸身分。眾蛇因覬覦已久的甘露就在眼前，馬上照辦。達到目的的嘎茹達故作鎮靜地提醒眾蛇，要飲用甘露之前，一定要淨身，否則會失效。眾蛇便爭先恐後地前往河邊。這時，躲在一旁的因陀羅見有機可趁，便偷回了甘露，只是慌亂中不慎漏了幾滴甘露在草地上。

有一個蛇的傳說就是這樣來的，因眾蛇搶食潑灑於草地的少許甘露，部分蛇族的舌頭雖然只沾到一點點，但因藥性太強大，造成舌頭分叉，其後代也擁有堅韌可蛻換的外皮而得長壽，並擁有讓人退怯三分的攻擊能力。另有一說，印度民間有一種名為「畫眉草」（Kusa grass）的治病草藥，即是被滴到甘露的草地再生而來的。

嘎茹達順利救母，後來如約成為毗濕奴的神氣坐騎，而此事件使得鷹族與蛇族之間永無化解宿怨的可能，因為蛇永遠成了鷹的美食，而蛇也恨鷹恨得牙癢癢的。

各位如果知道一般稱為「鷹式」的體位法，是來自印度神話故事中一隻智勇雙全的大鵬金翅鳥，會不會納悶這個體位法為何是全身呈蜷縮，而非大鵬展翅的鳥王英姿？讀完這個故事後，您就會知道下次練習鷹式時，要用何種心情或精神融入動作中了。「能屈能伸大丈夫」、「膽大心細」、「孝順美德」都滿能貼切形容鷹式的精神。

鷹式亦融合了嘎茹達堅定的贖母之心，單腳需穩定如山

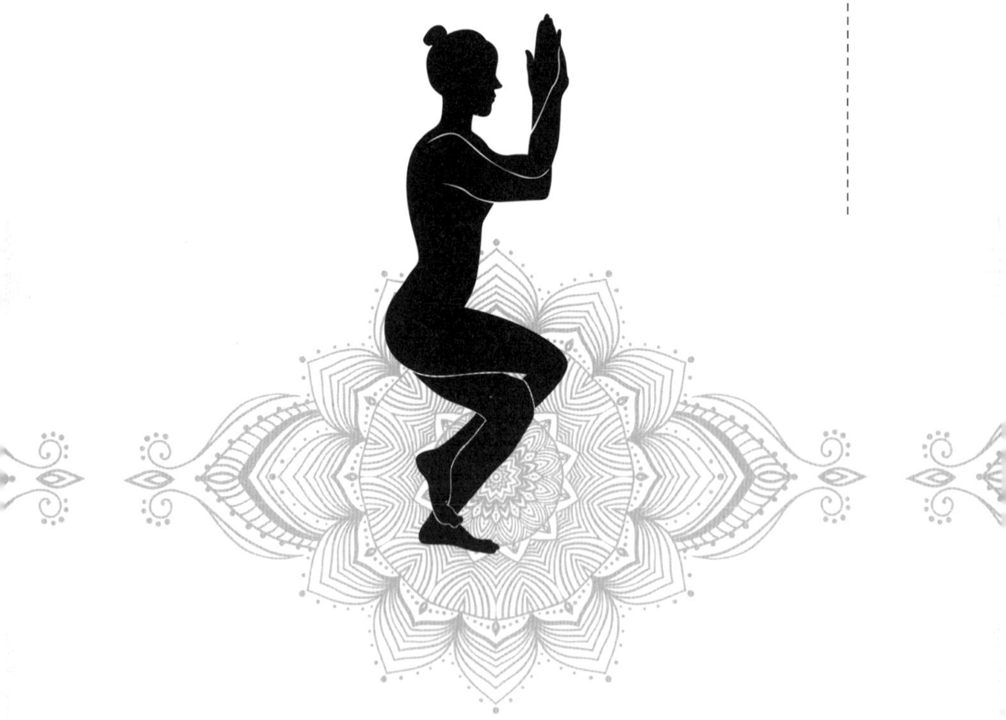

地佇立著；為了呈現嘎茹達在通過危險的滾動刀輪時收合巨大的翅膀，練習者的雙臂、雙腳交叉地緊貼身體，單腳站立的練法更需要維持好平衡。此練習可以幫助專注力、直覺力及洞察力的提升。停留於動作上持續觀息調息、觀心調心，反覆地關照著，心念會因感官收攝而止於一念，此為瑜伽八支功法的第五支——收攝感官。當日常生活中有事件發生時，確實需要有莫大的堅定心念來引領我們度過。這也是為何特定瑜伽練法雖然辛苦，但具有將內在能量轉化為外在力量的好處。

瑜伽墊外的靈性哲思

嘎茹達雖然擁有與生俱來的資質天分及潛能，但礙於出生之原罪，背負了贖母大責，承受無理苛刻的要求，經歷危險的考驗關卡，掙扎於正義與邪惡兩難的選擇之間，雖然關關難過卻也關關過，充分展現其智、仁、勇的精神！現代人也多少有來自原生家庭的問題，不論是血緣的責任分擔或宿命的牽引，當抱怨、逃避甚至憤恨不平於事無補時，就應學習如何轉念或調整生活觀。人的一生本來就是不斷地從生命經驗中學習，來自原生家庭的問題也是其中一項重要功課。

鳥中之王嘎茹達終究能擺脫宿命原罪，在某部分上亦體現了「行動瑜伽」

（Karma Yoga，也稱業力瑜伽）的精神。行動瑜伽相信因果法則，在不以自我欲望或喜惡為中心的前提下，個體經由行為、思想與意志，在「為」與「無為」中遵從責任、自然法則與無私奉獻之心，能使人朝向自我實現的道路。《薄伽梵歌》中提到：「一位真正的棄絕者是既無欲望亦無仇恨，擺脫相對性，超越物質束縛，獲得解脫。」（5.3）

這個姿勢不是放大翅膀地展現自我，而是全身蜷縮地謙卑。從歷史的長河來看，不管我們擁有什麼、擁有多少、擁有多久，都只不過是「經驗」了極其渺小的瞬間。所以，我們要把心中的驕傲自大除去，無論何時何地，永遠保持一顆謙卑又自信的心，在順境時要感恩，在逆境時更要謙卑。

祝福各位瑜伽人，能開展如嘎茹達般的智仁勇特質，面對日常生活中的問題或困頓狀態時能化險為夷，化危機為轉機！

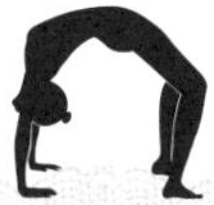

10

脈輪式

Chakrasana

身為太陽神蘇利耶（Surya），想當然爾地擁有著光芒四射的熱情，和照耀大地生機的強大能量。

話說有一天，太陽神與桑佳娜（Sanjana）在某座花園相遇，彼此一見鍾情。桑佳娜是宇宙建築大師「畢施瓦卡瑪」（Vishwakarma）的女兒，她的天生麗質被形容為「她的臉龐猶如有一萬倍月光般的容光煥發」。

陽光與月光的結合不正是天造地設嗎？兩人很快就結為連理。

沒想到，相愛容易，相處難，婚前的優點，成為婚後的障礙。家門外，太陽神擁有眾生崇敬的光芒萬丈特質；家門內，卻成了想躲也躲不開的光害瘟神。

婚後的桑佳娜雖然生了一子和一對龍鳳胎（詳見〈15 鋤式〉），但因丈夫長時間高輻射能量的近距離照射，使她的皮膚變得黝黑暗沉，導致愛美的桑佳娜決定要離家出走，疏遠丈夫。桑佳娜先製造了自己的陰影——恰雅（Chaya）為分身，以避免逃家計畫被丈夫發現，並求助於父親。

畢施瓦卡瑪為女兒想了個下下策，決定削弱太陽神的輻射光芒。太陽神礙於對妻子的愧疚，也不敢違背岳父，便乖乖地讓岳父削掉祂的部分光芒。其中被削下的一道光芒成為濕婆的三叉戟，再一道光芒成為因陀羅的金剛杵，另一道光芒成為具放射光的快轉法輪盤，梵文名稱是「蘇達沙拿法輪盤」（Sudarshana Chakra）。在《濕婆往世書》中，描述了濕婆將法輪盤贈與毗濕奴的原委。毗濕奴為了禮拜濕婆，持續採蓮花供奉祂，直到九百九十九朵後，第一千朵蓮花化為濕婆的一隻眼睛。受感動的濕婆便回贈法輪盤，其名稱也因此定為「蘇達沙拿」，意即美好的願景，成為毗濕奴的隨身重要法器。有一說法是，當毗濕奴要斬妖除魔時，法輪盤能以迅雷不及掩耳的速度來快刀斬亂麻。在太平時期，毗濕奴會一邊開示說法，一邊轉動手上的法輪盤，而延伸出後來的「轉法輪」一詞。佛法提到的「轉法輪」（Dharma Chakra Pravartan）的「輪」即是同一字。

奎師那是毗濕奴的化身，所以順理成章地將法器傳下去，經常手持同樣的法器。

瑜伽墊內的心靈體會

提醒您，這個體位法的梵文名稱是「脈輪式」，並非坊間所提的車輪或輪胎等積非成是的說法。脈輪式不只是練高難度的反向彎折身體技巧，而是要通往精微層次的靈魂體「中脈七輪」之練法。外在身體透過完全反向的延展，將整條

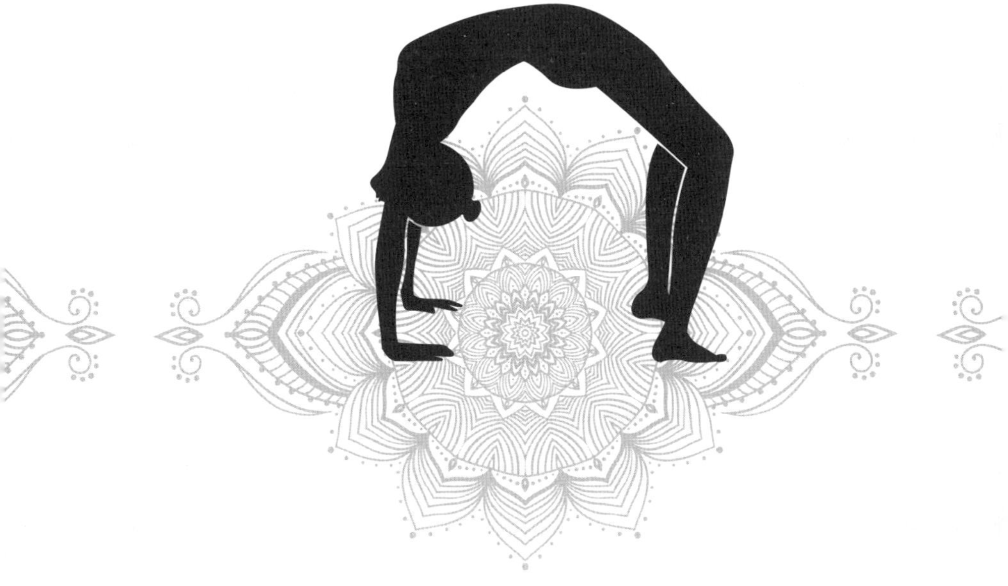

脊椎徹底伸展，順勢延伸整條中脈（Sushumna Nadi），讓拙火能量可暢通無阻地於整條中脈與重要脈輪中運行。

即使你的拙火尚未啟動（覺醒），練習脈輪式仍有全方位的健康好處，尤其有益於脊椎的保健。但前提是，要有好的指導者帶領，和配合足夠的暖身與鋪陳練法，以避免發生運動傷害。

瑜伽墊外的靈性哲思

毗濕奴將強大的蘇達沙拿法輪盤放在指尖轉動，其狀態如同天體運行的縮小版，代表著宇宙保護者的身分，維持天體秩序的順利運行均在祂的掌控下。古老瑜伽也認為，相對於大宇宙的人體小宇宙中，也存在著眾多脈輪（Chakra）不停地運轉。其中，小宇宙如何連結（Yoga）大宇宙的重要關鍵點，即是透過位於頭頂的重要脈輪，即頂輪（Sahasrara Chakra）。

梵文中的脈輪是「Chakra」（音譯恰克拉），有能量中心之意。脈輪為數眾多，其中最重要的是位於中脈（大約在脊椎的對應位置）上的七大主要脈輪，由下往上依序是：海底輪（Muladhara Chakra）、臍輪（Swadhisthana Chakra）、太陽輪（Manipura Chakra）、心輪（Anahata Chakra）、喉輪（Visudha Chakra）、眉心輪（Ajna Chakra）和頂輪（Sahasrara Chakra）。每個脈輪皆有個別的特性及功能，藉由主要神經叢和全身神經系統平臺，將訊息傳送至大腦處，而影響我們的外在生活。

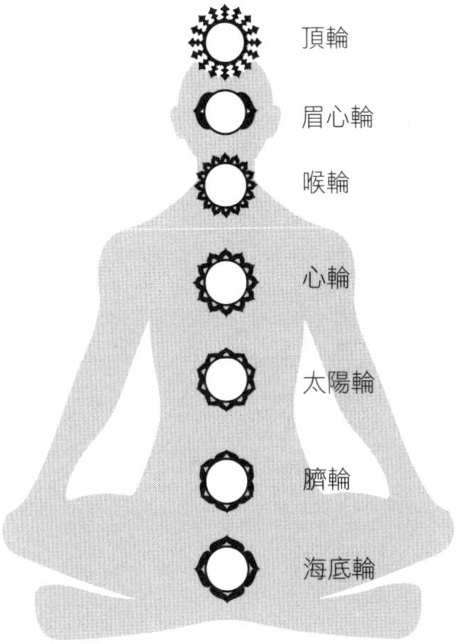

▲中脈七輪

在古老的譚崔瑜伽（Tantra Yoga）、哈達瑜伽、克利亞瑜伽（Kriya Yoga）中，對脈輪、氣脈（Nadi）和拙火能量均有或多或少的記載，認為人體內這股神祕的靈性能量若能啟動，即拙火覺醒（Kundalini Awakening），便能藉助它來處理人的精微體層次和最重要的三脈七輪，亦能幫助個體擴展靈性意識，朝向開悟解脫之道。

提到脈輪，就不能不說拙火能量，它之於人體，就如同燈泡要有電能，炒菜要有大火的熱能。筆者黃蓉的印度師祖「薩提亞難陀•薩羅斯瓦提」（Swami Satyananda Saraswati,1923~2009），是近代具拙火權威的行者，童年時期即自發性拙火覺醒，開啟長期的自我靈性探索道路。他曾自述：「拙火並非神話或幻覺，亦非假設論調或催眠暗示。拙火是生物學實質，存在於身體構造中。經由覺醒後所產生的、遍布於全身的電脈衝，可被現代科學儀器和設備檢測出來。因此，我們每個人應該考量其重要性和明白拙火覺醒的好處，並應立下決心喚醒這股偉大的夏克提（Shakti）能量。」印度瑜伽形容偉大的瑜伽行者濕婆之座位如同在頂輪處，潛藏於海底輪的拙火能量被形容成沉睡的女神夏克提。夏克提必須被喚醒，才能上升，與頂輪處的濕婆結合為一，達到最高神性意識。《薄伽梵歌》中提及：「瑜伽的狀態是脫離感官活動的狀態。關閉所有的感官之門，把注意力固定在心中，把生命之氣集中在頭頂，使自己確定地處在瑜伽的狀態中。」（8.12）

《哈達瑜伽之光》說：「就如同門需要用鑰匙來打開，同樣地，瑜伽行者要開啟究竟之門，也要靠哈達所啟動的拙火。」（3.105）同一章又說：「除了拙火的鍛鍊外，別無他法可淨化七萬兩千條氣脈。」（3.123）一百零八部奧義書（Upanishad）的其中一本即是《瑜伽—拙火奧義書》（*Yoga-Kundalini Upanishad*）亦可窺知拙火的重要性。

大約於十一或十三世紀時，在印度古老瑜伽文獻《郭拉洽百詩章》（*Gorakaśataka*）中，最早出現並明確記錄下神祕能量昆達里尼（拙火）。書名最後一個字根「Śataka」，在梵文文學體裁中，是指由百首左右所組成之詩集形式；書名以作者的名字「Goraksha」定名。現代全世界哈達瑜伽練習者奉為圭臬的經典《哈達瑜伽之光》，就是依照《郭拉洽百詩章》來更完整地詮釋哈達瑜伽精神與練法技巧，所以《郭拉洽百詩章》相當於是其前身文本。作者郭拉洽納特（Gorakshanath 或 Gorakhnath，為何名字後方冠上 nath，參見一四五頁）當時下筆的出發點，是寫給放棄世俗生活而求解脫的苦行者。文中詳載體位法、呼吸法，以及啟動並活化精微內在能量「昆達里尼」（拙火）的技巧，後者稱為「喚醒夏克提女神身印法」（śakticālanīmudrā），作者認為這是達到三摩地的最佳方式，可以實現解脫目的。

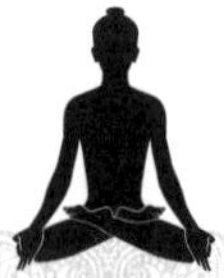

11 蓮花式 Padmasana

在《薄伽梵往世書》中，有關於創造神梵天的由來。

當時，毗濕奴斜躺於蛇王「阿南塔」（Ananta）的身上，蛇身如搖籃般飄浮於永恆宇宙之海洋上。梵文「ananta」即有「無限的、無盡的」之意。

據往世書的描述，梵天是從毗濕奴肚臍冒出的一朵蓮花中誕生的，同時宇宙的時間也開始運轉。所以，梵天雖然不是宇宙創始的源頭，但他結合普拉克提（Prakriti，自然、物

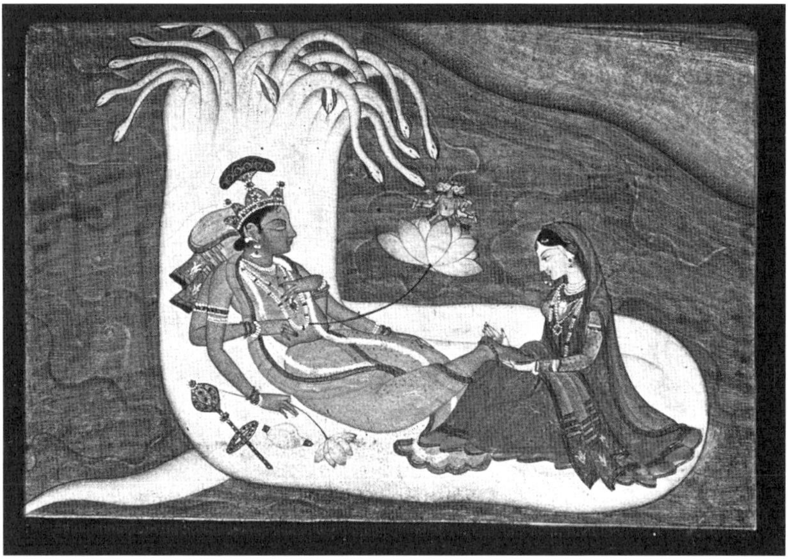

▲梵天誕生自毗濕奴之肚臍長出的蓮花中。

質或造化勢能）和普魯沙（Purusha，精神、意識）的原理，創造出各種生物與因果關係，為次要創造者。祂擁有四顆頭和四隻手臂，有時端坐在蓮花座上，有時是天鵝坐騎。

梵天的四顆頭分別代表東、西、南、北❶，而這四面臉也有四大皆空的象徵。從祂的四個口中，分別發出了聖音「ॐ」（嗡）的四個音節：A（阿）、U（嗚）、M（恩）、寂靜（無聲）。「ॐ」代表所有事物的循環，A音代表「創造」，U音代表「運行」，M音代表「毀滅」。同時，「ॐ」也代

❶ 傳說現今泰國極富盛名的四面佛，即是印度的創造神梵天流傳過去的神祇。

表印度的三大神祉，A象徵創造之神「梵天」；U象徵保護之神「毗濕奴」；M象徵毀滅與終結之神「濕婆」。而最後的寂靜之音是最重要的，在「ॐ」音發出後，我們聆聽並融入這寂靜，在瑜伽的術語中，它代表著合一或解脫。

在《哈達瑜伽之光》的第一章中，曾提及濕婆教導了八十四種體位法，其中最重要的四個體位法之一即是蓮花式，同時也指出，蓮花式有助於消除修練者的疾病，

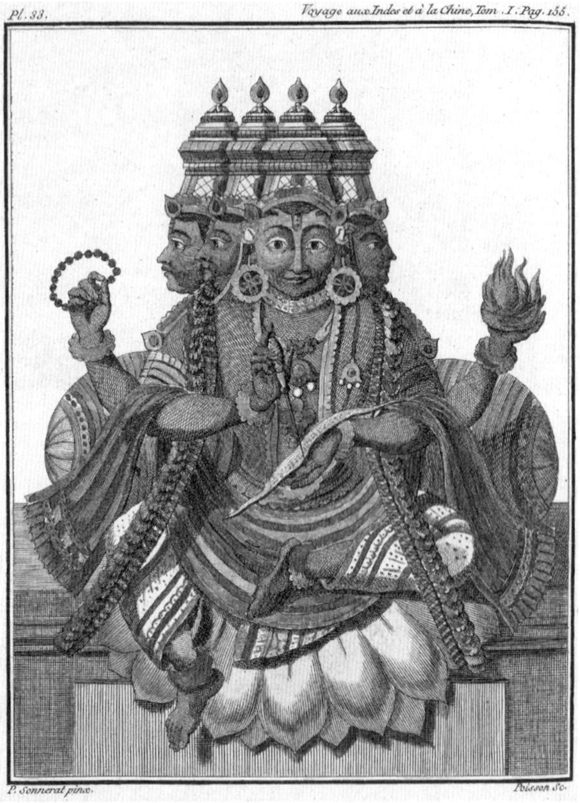

▲擁有四顆頭的梵天。圖片出自 Pierre Sonnerat（1748~1814）的《*Voyage aux Indes et à la Chine*》，1782 年出版。

藉由內在的特定行氣運用，也可以協助喚醒拙火並獲致解脫。

瑜伽墊內的心靈體會

從小就習慣坐椅子的我們，並不習慣席地而坐，更何況是盤腿。所以，想要進入這個雙盤的姿勢，對於大部分的人來說是很辛苦的。記得剛開始練瑜伽體位法時，我好不容易把一條腿「扳」上來，再把另一條腿「扳」上來，膝蓋卻離地很遠，腳踝和腳背也好痛，所以我的表情痛苦萬分，心裡想著古代人怎麼有辦法在這個姿勢裡冥想？光是腳痛就讓人受不了了，還要坐好

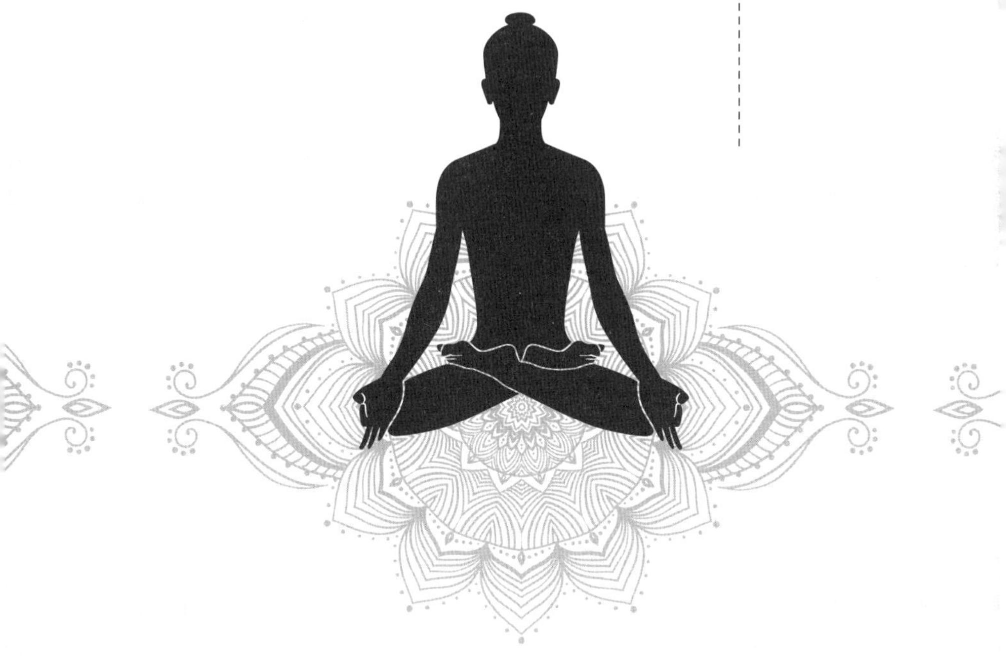

幾個小時，甚至好幾天、好幾個月？簡直不可思議！

在印度上師資培訓課時，有一系列的動作全都要盤腿練習，讓每個學生都因腳痛而哀嚎著。筆者靜嫻的上師阿帝亞曼難陀上師說：「真正的瑜伽老師，不是能做多高難度的體位法，而是能夠靜坐多久。事實上，蓮花坐姿是所有姿勢裡最穩定的，因為身體與地板有最大面積的接觸，但是很多瑜伽老師能夠做兩、三個小時的體位法，卻無法好好靜坐十五分鐘。其實，所有的體位法練習，都是為了讓我們能靜坐得更舒適穩定！」

冥想時，通常以蓮花坐姿為主要的姿勢。冥想是瑜伽中最珍貴的一項技巧，是實現三摩地的途徑。什麼是三摩地？在《薄伽梵歌》中提到：「在三摩地的完美境界中，人的心透過瑜伽的練習而完全停止了物質性的心理活動。這完美之境的特點是：人能以純淨的心而看見真我，並在真我中體驗到無限的快樂。在這種快樂的狀態中，人透過超然的感官，感受到超然的喜悅。獲得這種喜悅後，人就永遠不會違背真理，他就認為再沒有比這更偉大的成就了。在這種情況下，即使陷於最大的困難中，他也永遠不會動搖。這才是真正擺脫了一切來自與物質接觸而產生的痛苦，而得到的真正自由。」（6.20~23）所有瑜伽冥想的最終目的，都在於把人引導到解脫的境界。瑜伽練習者透過瑜伽冥想來控制心念，並超脫物質欲念。當我們把油從一個容器倒入另一個容器時，可以看到油不斷地流動，若長時間一直倒油，你會感覺到油好像靜止了，沒有在流動，但實際上油還是流動著。這如同專注持續不斷，就進入了冥想狀態。冥想的練習會讓人得到精神上的覺悟，身體、感官、大腦、理智、自我都融入所冥想的對象，合而為一，處於一種真實、無拘無束的意識狀態，感受到無限的極樂。

帕坦伽利在《瑜伽經》（2.46）定義體位法是舒適、穩定的姿勢。事實上，體位法的梵文「asana」原始意思是「坐下」。所以，瑜伽的練習不是為了要做高難度的動作，而是你要能夠坐下來一段時間。雖然雙盤最穩定，但如果腿部不舒服，不一定要雙盤。只要慢慢練習，終有一天可以完成蓮花坐姿。

蓮花坐姿是瑜伽中最具代表性的姿勢之一。在蓮花坐姿裡，我們通常會把大拇指和食指輕輕觸碰在一起，手掌心向上時的手勢叫「知識手印」（Jnana mudra），手掌心向下時的手勢叫「秦手印」（Chin mudra），兩者都象徵著自己與宇宙的連結。因為蓮花坐姿可以引領我們進入內在的穩定，所以常與瑜伽較高階的練習連結在一起，像是感官收攝、專注、冥想、三摩地。透過這個姿勢，我們能夠與大地深深連結。當我們的練習進步時，意識就會開始往上，如同蓮花在陽光中穿過水面般高雅、穩定、純淨。

練習蓮花坐姿，可以幫助我們在生活中最心煩意亂的時刻能夠沉著以對。也就是說，完美並不是我們要克服「戰鬥或逃跑」的反應，而是能夠在當下保持清明、冷靜及平衡的狀態。這能夠讓我們發現到內在的不朽與神聖狀態。所以，即使你無法馬上完成這個「完美」的蓮花坐姿，只要當下保持平靜，就是完美。

瑜伽墊外的靈性哲思

蓮花的種子很硬，並且生長在充滿淤泥的池塘底部，水軟化了種子的外殼，最後它生根發芽，開始在泥土裡生長，然後穿過水而盛開在美麗的水面上，你很難想像這些粉紅色的花瓣一點也不會沾染到池裡的汙水，並且它們以簡單的姿態向著太陽生長，在花謝之後又長出蓮蓬，可供人們食用。宋代周敦頤在〈愛蓮說〉中曾說：「予獨愛蓮之出淤泥而不染。」由於蓮葉具有疏水、不吸水的表面，落在葉面上的雨水會因表面張力的作用而形成水珠，只要葉面稍微傾斜，水珠就會滾離葉面。因此，即使經過一場傾盆大雨，蓮葉的表面總是能保持乾燥，此外，滾動的水珠會順便把一些灰塵汙泥一起帶走，達到自我潔淨的效果，這就是蓮花總是能一塵不染的原因。

蓮花所經歷的過程，類似我們生活的軌跡。雖然世界汙濁，環境惡劣，而我們處在這樣的世界中若想要讓自己更好，就得像蓮花一樣有自潔的功能，才能出淤泥而不染。我們要學習像蓮花一樣，雖然水中髒髒的，但若缺少了那些汙濁，花不會開得很漂亮，太清澈的水是沒用的，但太髒又不行，必須在清濁度適合的水之中求生存，所以蓮花的精神讓人讚歎，也可以讓我們在其中悟道。《薄伽梵歌》：「履行職責但不執著，並把行動奉獻給神，這種人是不會受惡報的，如同蓮花不沾水一樣。」（5.10）

一位瑜伽行者的旅程，也如同神聖蓮花的旅程一樣，我們在地球上生根，吸收這些生、老、病、死、災難、慶祝、帳單、房貸、家庭關係等無盡的輪迴。瑜伽行者知道這些泥濘如同「無知」（Avidya）的灰塵。我們最大的錯誤，就是認同自己是某種事物，而不是內在的神性本質。《瑜伽經》作者帕坦伽利提到自我覺悟道路上的五種障礙，其中「無明」排在第一。我們常常認同於自己的名字、職業、家族歷史、年紀、種族、宗教等，但是，所有這些認同只是讓我們與別人區隔開來。當我說「我是臺灣人，你是美國人」或「我是女人，你是男人」時，就會把自己和別人貼上標籤，陷入二元性的泥沼裡。我們看不見自己與別人都是整體的其中一部分。如同蓮花的種子，最初我們可能都會深陷在這種分隔的標籤泥沼裡。然而，透過一些機會，我們能夠得到一點點智慧，並開啟旅程。透過滋養和決心，困境終會過去，結果是純潔美麗的。

印度有很多的神及修行者都坐在蓮花上，如：梵天、佛陀、帕坦伽利等。薩拉斯瓦蒂為具有智慧、創造力和藝術氣息的女神，坐在一朵白蓮花上。拉克希米是財富、繁榮和圓滿的女神，坐在一朵紅蓮花上。更重要的是，祂們全都是以蓮花坐姿坐著，因為這個坐姿是一種完美和穩定的姿態。

古代瑜伽修行者用蓮花來表示脈輪，而花瓣代表著流經其中的經脈之數量，例如：在海底輪是四片花瓣的蓮花、臍輪是六片花瓣的蓮花、太陽神經叢的太陽輪是十片花瓣的蓮花、心臟位置的心輪是十二片花瓣的蓮花、喉嚨位置的喉輪是十六片花瓣的蓮花、眉心輪是兩片花瓣的蓮花、頭頂的頂輪是千片花瓣的蓮花。當瑜伽士以蓮花坐姿讓意識離開他的身體，就會進入涅槃。在哈達瑜伽的傳統中，蓮花坐姿據說能驅逐所有身體、心理和精神上的疾病。

這首〈嗡・普哪嗎答・普哪咪丹咒語〉（Om Purnamadah Purnamidam Mantra）出於《大林間奧義書》（*Brihadaranyaka Upanishad*）一開始的祈禱文，是屬於和平的咒語。「**purnam**」是完美、完整與圓滿之意。

Om Purnamadah Purnamidam Purnat Purnamudachyate
Purnasya Purnamadaya Purnamevavasishyate
Om Shantih Shantih Shantih

那個（看不見的梵）是圓滿的，這個（真我／自性）也是圓滿的。
這個圓滿的真我從圓滿的梵衍生出來，梵仍保持著祂的圓滿。
嗡！ 和平、和平、和平！

奎師那 Krishna

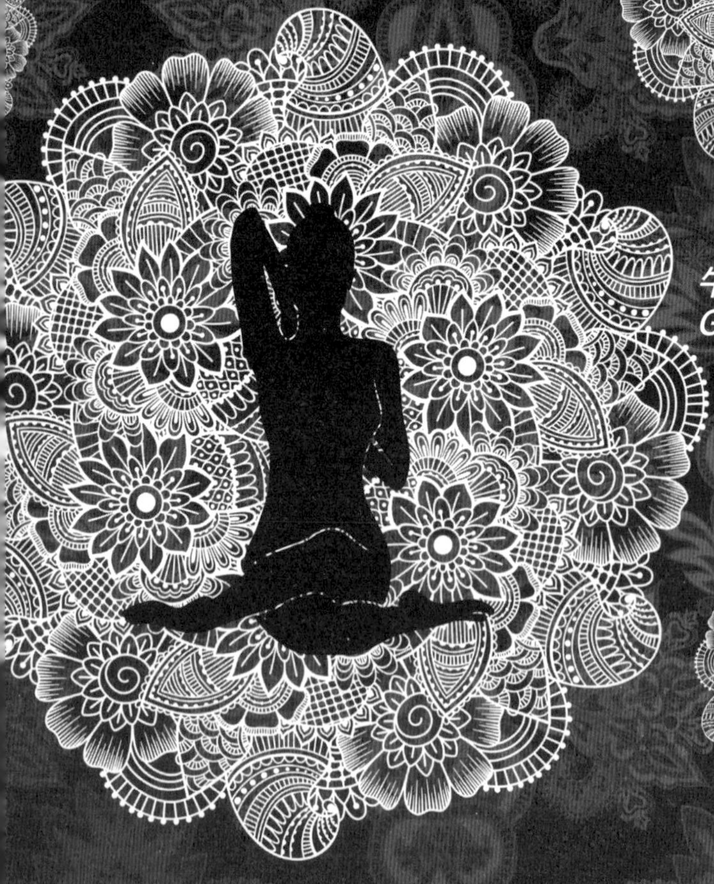

牛面式
Gomukhasana

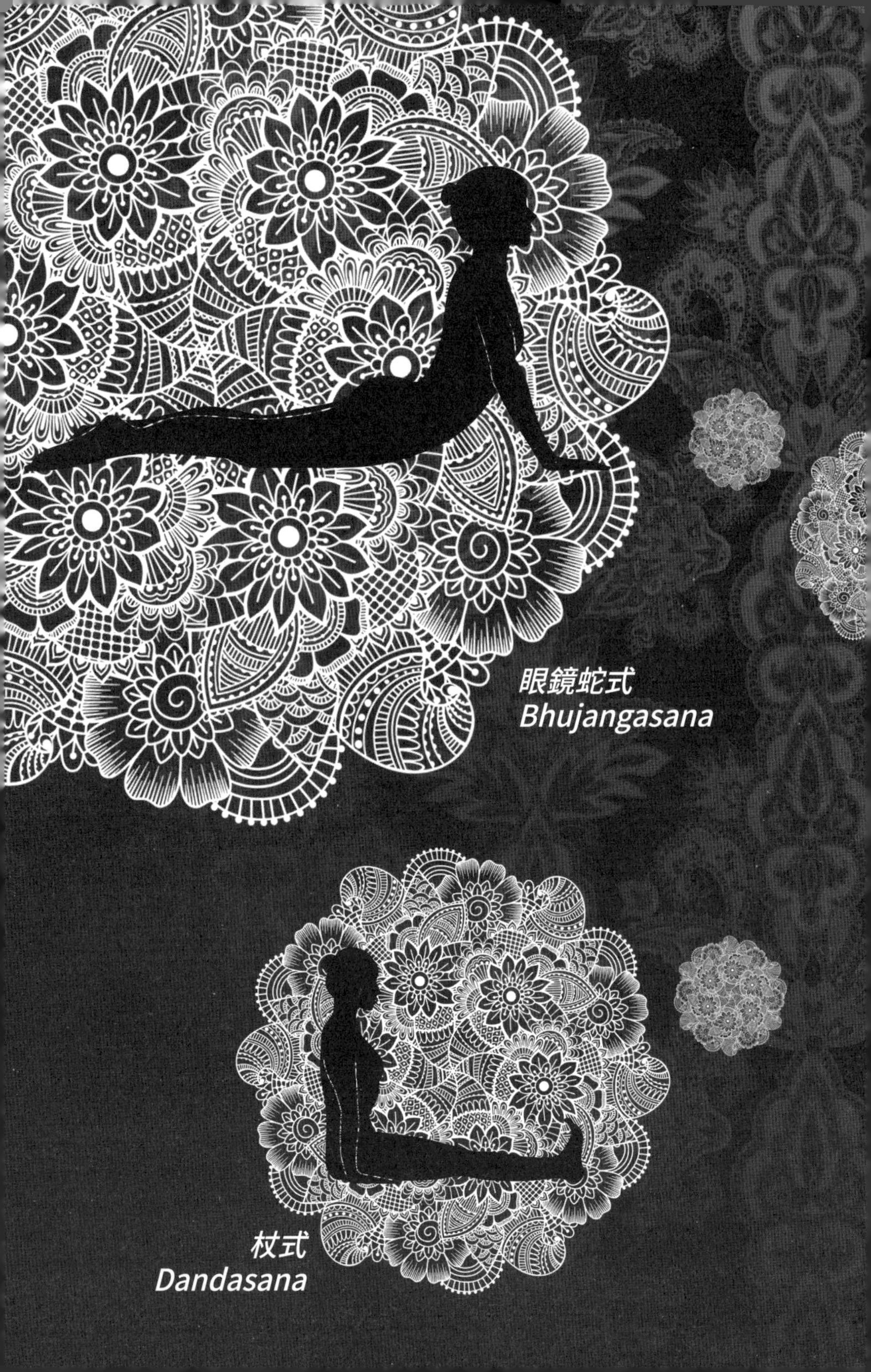
眼鏡蛇式
Bhujangasana
杖式
Dandasana

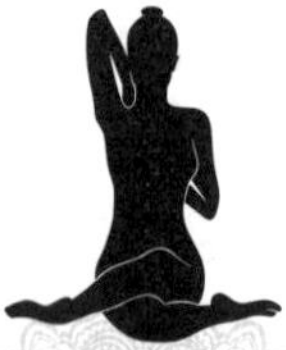

12 牛面式 Gomukhasana

牛在印度被視為神聖的象徵。即使現今走在新德里等大都市的街道上，仍可看到不知哪戶人家的牛隻悠哉地漫步著，而人車都會自動閃過牠。也可以見到牛群把馬路中間的安全島當作睡午覺的地方，排排躺好，不會有警察來趕牠們，真是牛兒們名符其實的「安全島」。

在印度歷史上，牛擁有某種孕育及滋養人們生命延續的不可或缺之地位，包括牛奶及其製品，以及可做為爐灶燃料

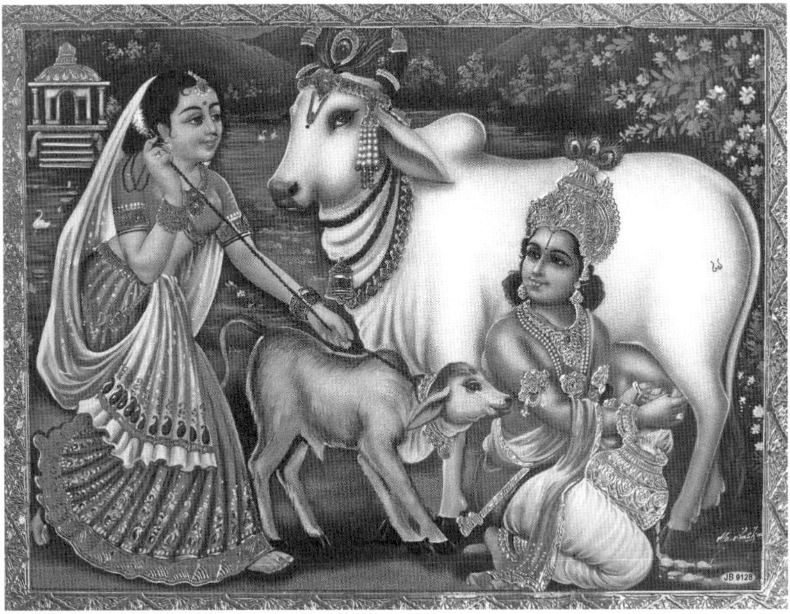

▲奎師那是牛的保護者。

或鄉下屋牆材料的牛糞。

在印度教中，有隻神牛名為「卡瑪汗奴」，亦稱「蘇拉比」（Surabhi），被視為所有母牛的母親，至今仍被民間膜拜。而在印度神話中，濕婆在陸地上的坐騎是一隻名為「南迪」（Nandi）的公牛。

至於牛面式體位法，則是與奎師那的背景做相關聯想而來的。他是保護神毗濕奴的第八世化身（參見八一頁），有幾個稱號，一個是哥帕拉（Gopala），即「牛的保護者」，另一個是哥文達（Govinda），即「牛的照料者」。

話說，有一天，宇宙的創造神梵天端詳著牧牛者奎師那，他那一身鄉下人的衣著，腰間插著一把笛子，頭上紮著一根孔雀羽毛，光著腳，和他的牛群們躺在草原上曬太陽，看起來無欲一身清，一副與世無爭的樣子。祂質疑著，這男孩真是毗濕奴的化身嗎？於是想要測試他一下。

梵天趁奎師那閉目養神之際，把所有牛隻藏到山洞中，並興沖沖地回到原處，想看看奎師那會做何反應，沒想到奎師那和原本的牛群玩得很開心。「怎麼會這樣呢？」梵天趕緊跑回山洞查看，「咦，牛群還在呀！」祂又再度折返草原，同樣的牛群仍和奎師那在一起。梵天現出祂的四面頭，同步觀看草原和山洞，兩邊確實都有牛群。這時，梵天才折服於奎師那，頓悟到他暗中洞悉到自己的詭計並有所因應，而願意相信奎師那具備神的天賦異稟。

瑜伽墊內的心靈體會

《哈達瑜伽之光》是至今公認最重要的瑜伽經典之一。大家或許練過多種體位法，但實際上被此部經典記載下來的體位法只有十五式，牛面式即是其中之一。按照梵文「gomukhasana」的字面意義來說，「go」是牛，「mukha」是臉之意，有一說法是用牛頭的側面圖來看，交疊的雙腳是模仿牛突出的嘴型，雙肘是牛的耳朵。

奎師那守護及愛護牛隻的心，牛隻親愛並敬愛奎師那的心，是跨語言的真誠交流。大自然中所有無籓籬的情感交流，才是神性愛的體現。

瑜伽體位法中，除了有許多動作是模仿動物外，印度瑜伽行者也喜愛融入大自然的修行生活，並禮敬大自然的力量，如拜日式（Surya Namaskara）、拜月式（Chandra Namaskara）。

因此，在練習牛面式時，可將雙腿相疊的吃力緊繃感釋放給大地，感受大地包容萬物一切。雙手於背後上下相扣，盡可能開展胸腔肋骨之際，感受「心胸」也同時擴展其守護及愛護大地、大自然之心。

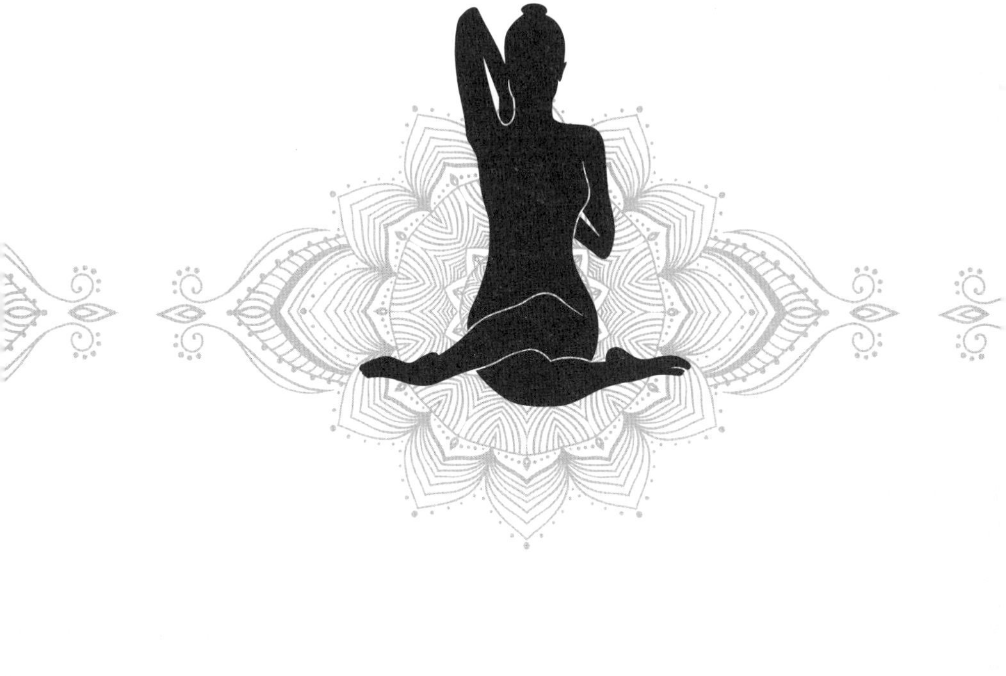

瑜伽尊者羅摩（Swami Rama,1925~1996）曾說：「人從事的每個行為所形成的活動，成為了因果業力。已完成的、仍延續的、正進行的、將進行的行為，所有在過去、現在、未來所形成的活動，稱為業力。沒有人能對抗業力法則：有所播種，有所收穫。」瑜伽教導我們要時刻保持一顆內觀內省的心，檢視自己所有的所思、所言、所為，因為它們所形成的因和果，將造就個人的生活方式。故事中，奎師那選擇的行為是以靜制動，以暗對明的和平方式，除了讓人心服口服之外，也讓事件的因果呈現好的業力與結局。

奎師那處理此事件的手法亦展現其大智若愚的智慧，非常值得我們學習。也就是超越人性的瞋恨心，不採正面交鋒地對立，而是選擇圓融和平的方法處理世間事，即能化解職場上或家人間不必要的干戈。若帶著瞋恨心處理事情，容易淪於語言暴力，甚至肢體衝突，都會造成人與人之間的傷害。

在帕坦伽利的瑜伽八支功法理論中，持戒（Yama）含有「非暴力」的概念，即非暴力與不傷害別人、生物和環境，包括語言與思想也應做到非暴力。在非暴力之外，還有「不憤怒」與「無畏懼」。憤怒會使人無法正確、理性地看待事情的真實面貌，也會阻礙靈性的成長。真正的瑜伽士在對待周遭人事物或所處的地球時，即使尚未有發自於大愛的能力，至少要持有非暴力的素養與尊重，此為瑜伽生活修持的基本條件之一。

一般人總畏懼著不可知或無法掌握的未來，也害怕改變或失去，尤其害怕死亡。生死二元議題是每個人都無法避免的，而瑜伽的教導可讓我們的頭腦思維對未知的死亡議題多一個可依循的思考方向，即「我」不是這個軀體，軀體只是靈魂暫時的住所；軀體會生老病死，但靈魂是不滅的。誠如《薄伽梵歌》提及：「正如同一個人丟掉破舊衣服，換上新衣；靈魂放棄老而不堪使用的物質軀體，接受新的物質軀體。」（2.22）

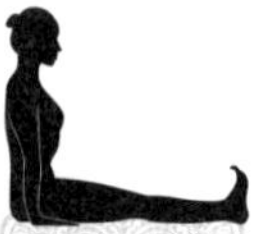

13

杖式

Dandasana

杖式體位法取材於《薄伽梵往世書》的故事，禮讚代表著至尊人格首神（Supreme Personality）的奎師那。奎師那在小男孩時期就展現了傲人的勇氣與不凡的神性。

話說，溫達文（Vrindavan）地區的居民與牧牛人，每年都會有祭拜因陀羅神的固定儀式。因為因陀羅是掌管風調雨順的天神，可以保障居民的農作收成，和逐水草而居的牧牛人之生計。

這次，主導儀式的長老南達（Nanda）宣布要開始籌備之際，他的兒子奎師那發聲質疑說：「既然因陀羅是掌管風雨的神，代表這是祂的義務與天職，本就該好好善盡責守去做，就如同農夫要好好耕作，牧牛人要好好保護牛群，這是大自然界的法則，我們為何要透過儀式特別拜託祂呢？我們一輩子土生土長在這座哥瓦達山丘（Govardhan Hill）的土地上，若真要祭拜，對象應該是孕育我們的這座山丘土地才對。」

男孩奎師那說服了居民和長老。大家停止籌備儀式，轉而祭拜哥瓦達山丘。

因陀羅知道這件事後大怒，決定要教訓哥瓦達山丘的居民。祂興起狂風驟雨，直接侵擊哥瓦達山丘，使當地居民苦不堪言，眼看著家園的田地及草原全被氾濫的洪水給淹沒了……

這時，身為毗濕奴化身的奎師那，展現他與生俱來的神性，用左手不費吹灰之力地抬舉起整座哥瓦達山丘，再用手指平衡地撐著山的底座如如不動，讓所有居民帶著家當和牲畜在山的底座下躲洪雨。山丘就如同傘面，高舉左手的奎師那如同傘架。大家都讚歎並感動著。男丁們紛紛拿出棍棒或長棍幫忙支撐，女人則祈禱著……

風雨交加，連續六天六夜不停歇，到了第七晚，因陀羅折服於男孩奎師那的不凡毅力與神性而妥協了。

哥瓦達山丘慢慢恢復平靜，並再度風和日麗。

這個事件打碎了因陀羅狂妄自大的心，並承認自己有藉著職守行私心之實。祂來到奎師那的面前祈求原諒。代表著至尊人格首神的奎師那因此賦予祂祝福與恩典。

瑜伽墊內的心靈體會

所有的「支持」均來自外在與內在的力量，不論是物體重量、感情交流、金錢物質或精神層面等，尤其在愛的議題中，「支持」即是其中一項重要元素。病人、老人、考試失利、失業者、失戀者等，若能在當下得到適時的支持，將可以提振他走過生命幽谷的力量，即使只是一通電話，一個安慰或鼓勵，或默默地坐在旁邊的陪伴……及時雨的協助，雪中送炭的關心，也是展現支持對方的莫大力量。

若說體位法中的站姿基礎是穩定的山式（Tadasana），那麼坐姿的基礎即是直挺的杖式。杖式停留時，要有意識地打直脊椎。當我們看著瑜伽教室偌大鏡面中的自己，滿意於杖式中能打直併攏的雙腳，挺直有力的脊椎支撐於九十度角的坐姿停留時，也可想想生活中，自己有無忽視給予親朋好友適時有力的愛、關懷與支持？

瑜伽墊外的靈性哲思

故事中的因陀羅終究懷著認錯和懺悔心，請求男孩奎師那的原諒。代表絕對真理的奎師那也完全展現神性的寬恕心。同時，我們也看到打破身分階級的藩籬、跨越年紀輩分高低的景象，如因陀羅放下「我慢」請求原諒的難能可貴之情操，居民信任小男孩化解危機的能力，並團結一心。在現實生活中，人們總會趨於聽從長者或上位者之言而盲從，反而忽視真正的好建言或諫言，這也考驗著我們打破外相的智慧，因為外相和表象常常障蔽著真相。

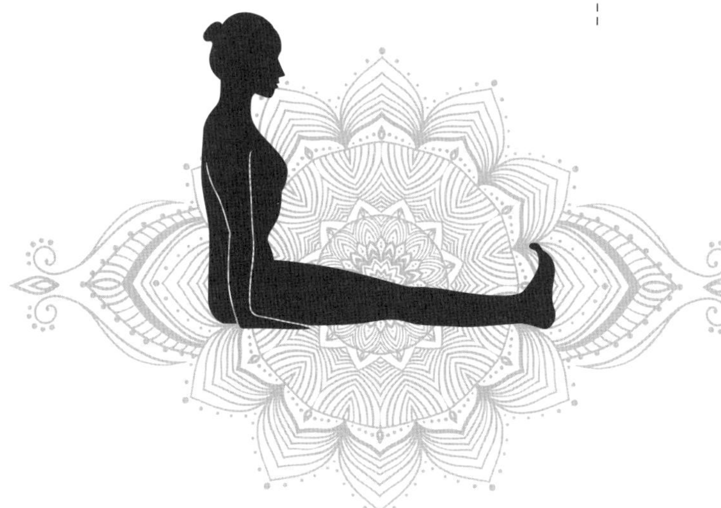

故事結尾的「寬恕」，是一個重要的神性教誨。在愛的議題裡，環繞於親情、愛情、友情的關係中，常有所謂的背叛之事，不論呈現在金錢糾紛、劈腿外遇或職場上的陷害等，通常會伴隨人性底層的貪嗔癡、我執等種種苦，深陷其苦而跳脫不出時，更是苦上加苦。此時的轉念與寬恕心，是很重要的朝向離苦之路的轉折助力。

個體在日常生活中展現寬恕的真諦，也是受人們所景仰的美德。南非第一個民選總統，也是諾貝爾和平獎得主「納爾遜・曼德拉」（Nelson Mandela, 1918~2013），因對抗種族隔離制度而坐過二十七年的政治牢獄，他曾鼓勵世人：「在這世上，寬恕行為比報復行為所能成就的事更多！」偉大的史詩《摩訶婆羅多》第三篇〈森林篇〉（Vana Parva）提及：「在任何傷害下，每個人都應該要原諒之。」也提及：

> 「寬恕是聖潔的，藉由寬恕可連結至宇宙神性。寬恕是力量中的力量；寬恕是犧牲，寬恕是靜默的心。寬恕和良善是靈性真我自有的特質。兩者代表永恆的美德。」（3.27~36）

是的，相信寬恕別人後，亦能釋放使自己痛苦的枷鎖。

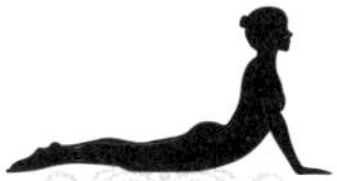

14 眼鏡蛇式 Bhujangasana

雅沐娜（Yamuna）河是聖地溫達文最著名的河流，除了奎師那喜歡在河邊散步外，溫達文的居民也喜歡來這裡沐浴。然而，不知從何時開始，黑蛇魔「卡利亞」（Kaliya）的大家族開始在河裡生活。黑蛇魔一天二十四小時都噴出毒液，使得整條河流都被汙染，且嚴重到河面上飄著劇毒水氣，以至於那些飛過毒河的鳥也會墜落到河裡。吹過這死亡之河的風，會把水氣帶到河岸。岸上的動植物只要與這種帶毒的微風接觸，便會被毒死。

有一次，當奎師那的哥哥「巴拉羅摩」（Balarama）不在時，奎師那在牧童們的陪伴下來到雅沐娜河。當時，牧童和奶牛在酷熱的烈日下，感到非常難受，因為口渴難忍，就紛紛喝飲河水，但河水受到了毒物的汙染，所以這些牧童和奶牛便馬上失去知覺，死在水邊。看到這情景，一切力量的主人奎師那，對他的這些奉獻者充滿了憐憫。他以甘露般的眼睛看著他們，就立刻使他們復生。牧童和奶牛重獲知覺，從水邊站起來，在極大的驚喜中相互對視。他們明白到：儘管自己喝毒水死去了，但只是憑著哥文達（奎師那的另一個名字）的仁慈，就能重獲新生，站立起來。

奎師那瞭解到雅沐娜河已被黑蛇魔卡利亞汙染，成了致命的河流，不僅河中生物死傷無數，附近的樹和草也已經乾枯，連來到河邊取水的居民也遭殃。

奎師那從靈性世界降臨，就是為了征服那些心懷嫉妒的惡魔，並去除世界上所有的不善，他立即爬到雅沐娜河邊的團花樹（Kadamba tree）上。團花是圓圓的黃花，一般認為只有在溫達文地區才有。當時只有八歲的奎師那爬到樹的頂端，他把衣服紮好，束好腰帶，拍拍手臂，便跳進有毒的河裡。團花樹因為觸及了奎師那的蓮花足，馬上就復活了。而當奎師那跳進水裡時，河流就氾濫了，好像有很大的東西掉入似的，這顯示了奎師那具有強大的力量。

奎師那揮動大能的手臂，弄得河水嘩嘩作響。這騷亂讓黑蛇魔卡利亞知道有人企圖攻擊牠的家，立即來到奎師那面前。黑蛇魔看到奎師那俊彥的臉龐露出微笑，身穿裝飾著珠寶的黃色衣服，發出的光芒就像白雲一般，正在雅沐娜河毒水中戲耍。

儘管奎師那擁有這些美麗的特點，但黑蛇魔卡利亞完全不為所動，在盛怒之下，狠狠地咬住奎師那的胸膛，並用身體把他完全纏繞起來。河邊的牧童看到他們最親愛的朋友奎師那被蛇纏繞住，一動也不動時，感到極大的不安。所有的奶牛也都非常悲傷，因為無法幫助奎師那，而站在河邊痛苦地哭泣著。

雖然這件事發生在雅沐娜河，但是在溫達文地區已經有不祥的徵兆顯現。大地顫抖，流星從天空劃過。牧人們觀察到這些不吉利的徵兆，都十分著急與擔心。當奎師那的父親南達和媽媽雅秀答（Yasoda），聽到巴拉羅摩並沒有陪伴著奎師那的消息時，他們變得更加焦慮，也充滿了悲傷，因為他們知道沒有什麼比奎師那更珍貴，並認為「今天奎師那肯定要被打敗了」！

溫達文地區的所有居民，包括兒童、年輕和年老的男人、婦女、動物等，全都走出村子去尋找奎師那。然而，奎師那的哥哥巴拉羅摩卻站在那裡微笑著，因為他知道弟弟奎師那是如何的強大，不必擔心奎師那會在與一隻普通蛇魔的搏鬥中敗下陣來。

另一方面，眾人透過地面上的腳印，來到雅沐娜河邊，看到所有的牧童和奶牛都在哭泣，而當他們看到奎師那的身體被黑蛇魔纏繞住後，更加痛不欲生，全都認為奎師那逃不過這次的危機。

奎師那的母親雅秀答抵達時，想要跳入河中，卻悲傷得暈倒了。其他人為了讓雅秀答恢復意識，開始大聲談論奎師那以前那些卓越的事蹟。雅秀答雖然活著，卻彷彿已經死去，因為她的意識集中在奎師那身上。父親南達和其他所有人則奉獻一切給奎師那，包括他們的生命。當他們準備跳入雅沐娜河時，巴拉羅摩立即阻止眾人，因為他知道奎師那並無危險。

奎師那模仿普通人的樣子，被黑蛇魔卡利亞纏住一段時間。當他知道母親和父親，以及溫達文居民，都因為愛他而陷入極大的痛苦時，便立刻開始擴展他的身體，這讓黑蛇魔感到痛苦，別無選擇地放鬆蛇身，放開奎師那。

黑蛇魔卡利亞生氣地高高揚起頭，沉重地呼吸著。牠的鼻孔就像煮毒藥的器具；牠的口中發出火焰，用舌頭接二連三地舔自己的嘴唇，並以可怕的、燃燒著毒火的眼光盯著奎師那。奎師那則繞著黑蛇魔玩耍並戲弄牠。黑蛇魔想要找機會咬他，但奎師那在牠周圍不斷移動著。

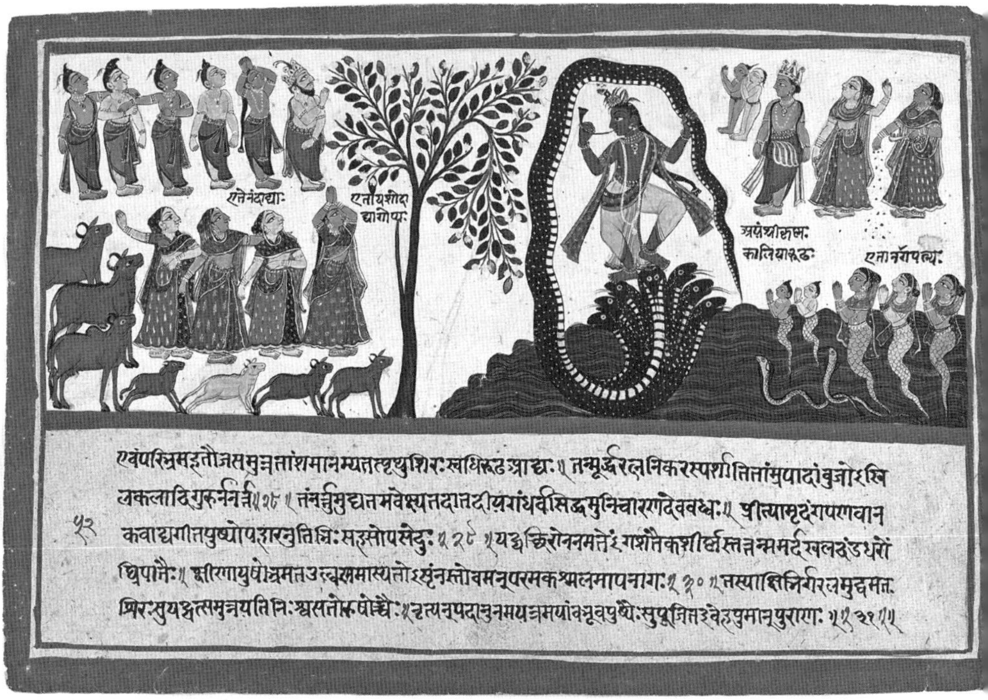

▲奎師那在黑蛇魔頭上跳舞。圖片出自《薄伽梵往世書》系列，1775 年版。

當奎師那和黑蛇魔卡利亞對峙一段時間後，黑蛇魔漸漸覺得疲倦，力量大幅減弱。這時，奎師那立即撲向牠，正如老鷹猛撲在一條蛇上。奎師那按下蛇頭並跳到上面，開始在黑蛇魔的頭上跳舞並吹奏笛子，使得所有天界居民如乾闥婆、聖人和半神人，都變得非常高興，他們以極大的喜悅敲鼓伴奏，並獻上頌歌、花和禱文。

但是，黑蛇魔卡利亞有一百顆頭，試圖用其他顆頭來對抗奎師那。然而，當黑蛇魔舉起其中一顆頭，試圖要殺奎師那時，奎師那便立即捕獲那顆頭，並透過在其上跳舞來征服牠。只要有一顆頭不低下，奎師那就用蓮花足踏擊，迫使黑蛇魔低下那顆固執的頭。

黑蛇魔卡利亞感到了接近死亡的劇痛。牠的頭開始猛烈地旋轉，並從鼻孔和嘴裡向外噴出鮮血。不過，牠終於開始理解，奎師那是至尊主、萬物的主宰，在對他投降後便昏了過去。

黑蛇魔的妻子們看到丈夫被擊中，且昏迷不醒，便趕緊向奎師那投降並開始祈求。妻子們知道奎師那是所有投降靈魂的庇護，渴望透過祈禱讓奎師那釋放她的丈夫。在妻子們祈禱後，仁慈的奎師那放開了黑蛇魔卡利亞。黑蛇魔慢慢恢復意識後，謙恭地開始向奎師那祈禱。於是，奎師那下令：「你必須立即離開這個地方，去海邊！你可以帶走孩子、妻子和擁有的一切，但不要汙染雅沐娜河的水域。」

黑蛇魔卡利亞家族離開後，每個人都欣喜若狂，從此沒有人需要再擔心黑蛇魔的毒害了。

眼鏡蛇式絕對是瑜伽練習者最熟悉的姿勢之一，身體趴在地面上，手掌在身體兩側，慢慢地頭離地、胸口離地，讓身體的前側開展，同時訓練背部的力量。這個類似眼鏡蛇抬起頭部的後彎動作，可刺激活化我們的心輪。心輪的位置在兩乳之間，所以當胸口離地上提時，彷彿有更多的愛與慈悲同時升起。練習時，用背部的力量提起身體，隨時保持像眼鏡蛇一樣的警覺。蛇是一種強有力的象徵，表示我們在靈性成長的道路上，要放棄所有的恐懼，才能獲得進步。但我們放棄恐懼的方法，並非逃避，而是面對它，並從不同的觀點來看待恐懼，正如同有一些蛇遇到威脅時的表現是謀定而後動。

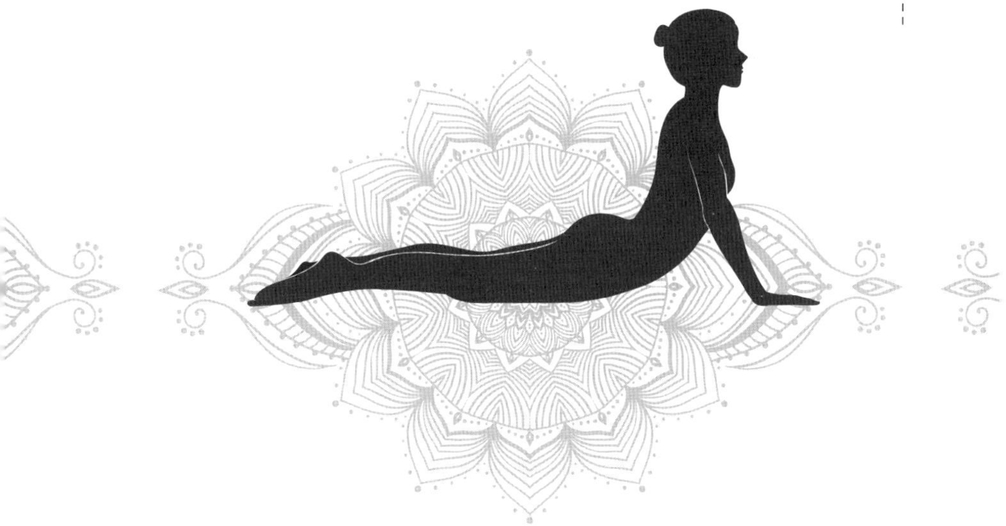

當人們被自身的恐懼給限制住時，任何好的改變就難以進入他們的生活。恐懼像是自己影子，越逃避它，就越緊緊追隨。但只要簡單地走在太陽光下，面向陽光，它就會立刻消失。下次當你練習眼鏡蛇式時，請吸氣提起胸腔，吐氣時放鬆，消除內在的恐懼，並展現勇敢與自信。

瑜伽墊外的靈性哲思

一提到蛇，就會讓人想到牠緩慢的爬行、冰冷的皮膚、兇狠的眼神、銳利的牙齒及可怕的毒液。在故事中，黑蛇魔卡利亞不斷地釋放毒液，自私地想要霸占雅沐娜河。當奎師那跳到牠的頭上捉弄牠，便是在挑戰黑蛇魔的自我。一開始，黑蛇魔不斷地使出全身的力量來抵抗，最後分身乏術，自我與憤怒都被奎師那消融，終究臣服於奎師那的蓮花足下。

在很多印度神話中，蛇享有受人尊敬的地位。眼鏡蛇象徵面對死亡的恐懼，而濕婆把眼鏡蛇當成項鍊掛在脖子上。濕婆的兒子——象神格涅沙（Ganesha），在祂的腰部綁著一條眼鏡蛇，除了表示對父親的尊敬，也象徵著跟隨父親的瑜伽之路，並表明他努力掌握自己的恐懼。

毗濕奴有一個常見的形象是躺在大蛇阿南塔盤繞如床的身上沉睡，並在宇宙乳海上漂浮。傳說梵天是從毗濕奴肚臍上的一朵蓮花誕生，之後梵天開始創造世界，宇宙循環的一個週期為人間的四十三億兩千萬年（等於「一劫」），而這只是梵天的一個半天，在一劫之末，濕婆又毀滅世界。

還有，傳說毗濕奴的第九世化身（參見八一頁）——佛陀在神聖的菩提樹下打坐時，下了一場大雨。這時，眼鏡蛇王從佛陀身後爬出來，打開自己的頭部，保護佛陀不受大雨干擾。瑜伽亦用盤繞的蛇來象徵內在潛伏的、未顯現的能量，並把這個沉睡在身體中的蛇稱為「昆達里尼」（拙火），喚醒昆達里尼和修練帕坦伽利的八支瑜伽，是瑜伽練習裡的重要目標。

另外，據說《瑜伽經》的作者帕坦伽利，是毗濕奴所躺的大蛇阿南塔所轉世。他的形象是上半身為人體，一手握著海螺，一手握著火輪，頭上頂著千頭的眼鏡蛇。有一個傳說是，他在濕婆神的祝福下轉世成為瑜伽開悟大師，將瑜伽做了系統化的整理，並撰寫瑜伽的理論，將知識科學化。因帕坦伽利對瑜伽貢獻極大，他自然地被世人神格化並深受推崇。否則，在印度歷史上，瑜伽並不是由單一位瑜伽士在幾年或幾十年內的研究，就可以被如此這般地定義出來的。

以下補充介紹一些印度古瑜伽修行者的樣貌。

在古印度起源的眾宗教中，如印度教、佛教、耆那教和錫克教等，有一個共同的詞彙，稱為「法脈」（Sampradaya），可以解釋為精神血統、宗教教派體系或各法脈傳承。為了確保「法」的各脈延續，而形成 guru-shishya parampara，也就是師徒代代系統地承接傳統法脈；簡單來說，「傳系或傳承」，即是 gurus（歷任上師）和 shishyas（徒弟子）的靈性知識、經典知識或其他知識之師徒傳承，有些只能口授祕傳。

在歷史上占重要地位的傳系或傳承影響力中，納特法脈（Nath Sampradaya）是其一。

納特，是印度和尼泊爾印度教中濕婆派的次要傳統，大約於中世紀興起的精神運動，結合了濕婆主義（Shaivism）、佛法（Buddhism）和瑜伽傳承。納特法脈的修行和學習型態，可歸納出十二個分支：1.苦修者；2.尋求最內在的神性自我；3.完完全偶像崇拜；4.昆達里尼（拙火）瑜伽士；5.哈達瑜伽士；6.選擇棄絕或不執著世俗樣態之生活；7.推崇不二論吠檀多哲學思辨；8.眾多自立門戶的師徒門徒傳承；9.視濕婆為第一或唯一上師，誓無不二；10.進行研究，欲通曉各經典；11.採修行與世俗生活並行；12.個人色彩之靈修者。因此，形成了多樣貌的納特士，如出家者、納特各派系修士、行腳僧、苦行僧（sadhus）、瑜伽士和其他在家修居士。

即使個人師承的法脈出處不同，但可由名字後面加上的「nath」，來辨識出他們都是濕婆神的擁護者，主要都是由信奉濕婆神的信仰者與宗師們所聯合組成的。

其中，影響至今而讓世人肯定印度是不可思議的靈性國度者，便是納特獨身苦行僧侶、行腳僧和瑜伽士族群的活動特色。非閉關時期，他們會從一個寺院或地方遊走到另一個地方，但不會在同一個地方久居。此現象形成了雲遊四海的類似流浪者群體，他們一起參加節日，分擔日常生活工作，或是組成各地修道院，提供其他行者與民眾共修，從而形成集體身分。他們週期性地聚集在某些地方，特別是在九夜節（Navratri）、濕婆大神節（Maha Shivaratri）和大壺節（Kumbh Mela）節日。眾人會從一個神聖的地方遊走步行幾個月，到另一個神聖的地方，甚至穿越印度大陸，持續著他們的靈性追求與求道交流，行腳與精神合一實踐的修行方式。到如今，即使印度本土已送印度太空人上月球了，依舊有眾多修行者秉持著這樣的行腳修行方式。經過時代洪流和靈性力量凝聚，並伴隨著一般朝聖民眾的加入，其規模之可觀，間接成就了現今被認定為地表上最龐大、參與人數最多的宗教活動——「大壺節」！

據說，二〇一三年的大壺節至少有一億人次參加。

另外，有三條主要濕婆傳承法脈，分別是南迪納特法脈（Nandinatha Sampradaya）、阿迪納特法脈（Adinath Sampradaya）和梅坎達法脈（Meykanda Sampradaya）。南迪納特法脈的起源至少可以追溯到西元前二世紀，創始人是偉大聖者南迪納特（Maharishi Nandinatha），據說他啟蒙了八位弟子，其中最值得一提的就是帕坦伽利，即偉大的《瑜伽經》作者。

細細思量，一部有限文字句數的《瑜伽經》，集結了多少歷代師徒與修行者經過歲月、汗水、淚水交織、淬鍊、提煉出的靈性知識精華，再再印證、再再實修後地邁向究竟解脫目的之實證，並在因緣合和下，藉著帕坦伽利之筆孕育成《瑜伽經》，繼續指引著後代和有緣人。

再再感謝所有歷代修行前輩、先師們的無上智慧傳承並頂禮之～OM～

印度蛇節

Naga Panchami

蛇在印度教文化中扮演重要的角色，印度教信徒崇拜蛇，視蛇為「神」的化身，相信蛇能夠帶來好運，而眼鏡蛇尤其受到崇敬。

印度處處林立蛇廟，還有蛇村、蛇舞、蛇船賽與蛇節。在每年八月的蛇節，信徒會用銀器、石頭或木頭做成蛇的樣子，或是用泥巴、牛糞在牆面畫上蛇形，再以牛奶、甜點及鮮花來供奉蛇神，還會把牛奶淋在捉來的蛇之頭上。但因為蛇對牛奶會有過敏反應，因此，在蛇節過後，到處可見因為對牛奶過敏而死亡的蛇屍。

印度馬哈拉施特拉邦（Maharashtra State）桑伽利市（Sangli）的雪拉萊（Battis Shirala）城之居民，在蛇節時會到郊外捕蛇，並將捕來的蛇先放到一座古廟裡。而在晚餐後，他們會來到古廟裡，徒手捉起蛇，有的親吻蛇、有的把蛇纏繞在身上、有的與蛇共舞，認為被蛇咬傷或纏傷，象徵著此生無災無病。

有關慶典來源的傳說是，有位農夫在耕作時，不慎殺了一條小蛇，母蛇為了報復，來到農夫家中，只見農夫的大女兒正在虔誠地膜拜蛇神那嘎（Naga），母蛇感動於她的誠心，便決定放過農夫一家人，並答應會保佑他們。

羅摩 Rama

鋤式
Halasana

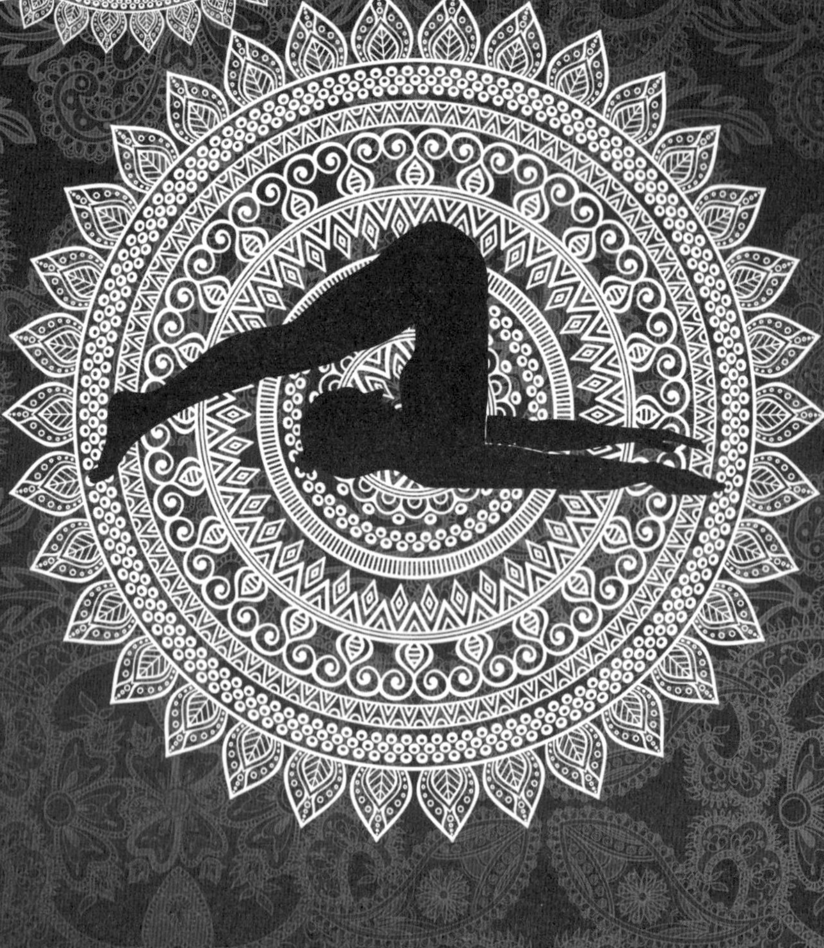

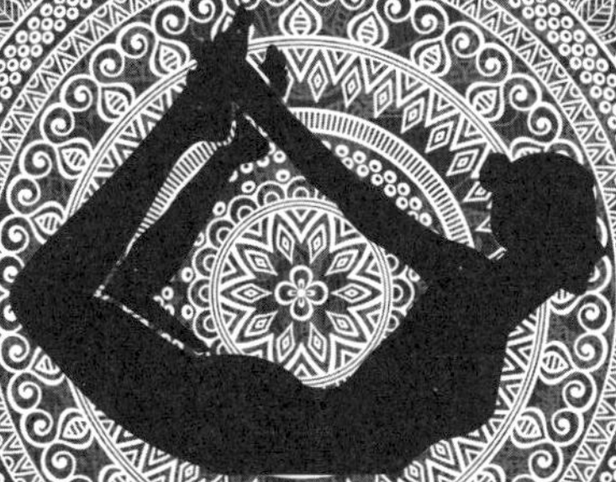

弓式
Dhanurasana

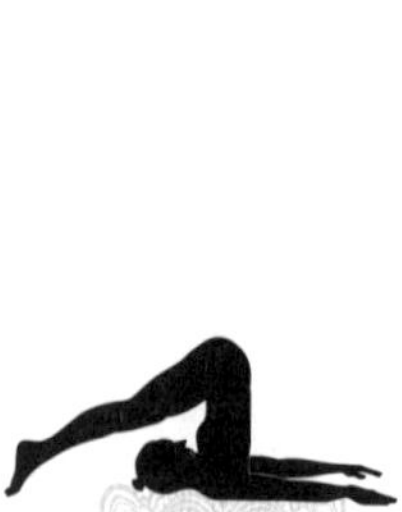

15 鋤式 *Halasana*

在現今的印度地理來說，雅沐娜河是北印度最長的河流，也是恆河第二大支流。世界七大奇蹟之一的泰姬瑪哈陵，即是位於流經阿格拉市（Agra）的雅沐娜河南岸。

在印度神話中，太陽神和妻子桑佳娜生了一對龍鳳雙胞胎（參見〈10 脈輪式〉）。兒子名叫「閻摩」（Yama）成為死神，也就是閻羅王；女兒名叫雅沐娜，為河神。或許因為她與死神的特殊關係，使得雅沐娜的河水被認為具有洗滌罪業、淨化靈魂的祝福之意，也有「沐浴於此神聖河水中，可使人不受死亡的折磨」的延伸說法，而形成至今仍普遍存在的民間風俗。

有關鋤式的神話故事主角是巴拉羅摩，也就是奎師那的哥哥。梵文「bala」的原意是力量。此外，由於他總是背著一把巨大的長鋤頭，又被稱為「哈拉達魯」（Haladhara）。「hala」的原意是鋤頭，「dhara」是背或扛。巴拉羅摩的相關故事多見於《薄伽梵往世書》中。

有一天，巴拉羅摩在酩酊大醉的狀態中，來到雅沐娜河邊想要沐浴。他「歡比爸」地對著蜿蜒的河水大喊：「老子要洗澡，還不快給我移過來！」此舉當然得不到任何回應。惱羞成怒的巴拉羅摩便抬起鋤頭，往河流的轉彎處揮下，一次又一次……才驚動了河神雅沐娜。她苦苦哀求巴拉羅摩別鬧了，請他高抬貴手，並如他所願地截直一段河水給他沐浴。

巴拉羅摩在酒醒之後，深感有錯。他為了約束自己，也避免別人再有借酒裝瘋的事件發生，便在聖城「德瓦羅卡」（Dvaraka）下達禁酒令。

有關人體的脊椎構造，光是頸椎就有七節，胸椎十二節，腰椎五節，再往下還有由五個椎骨連結成的薦椎，以及由四個椎骨連結成的尾椎。為了模仿鋤頭的形狀，在這個仰躺的體位法中，我們必須借助整條脊椎去做大彎折的身體反向動作。脊椎延展性不佳或肩頸僵硬者，不容易讓雙腳腳趾頭點地。這時，若像巴拉羅摩那樣沒耐性，或強迫地拗折脊椎，或因離腳趾頭點地差沒幾公分而施蠻力下壓，可能就會發生運動傷害。受酒精影響而導致的意志失控，我們尚能理解；但在墊內練習體位法時，我們何嘗不曾有過「粗暴」地對待身體，就只為了完成動作？

時時刻刻在練習過程中保持一顆覺察心，

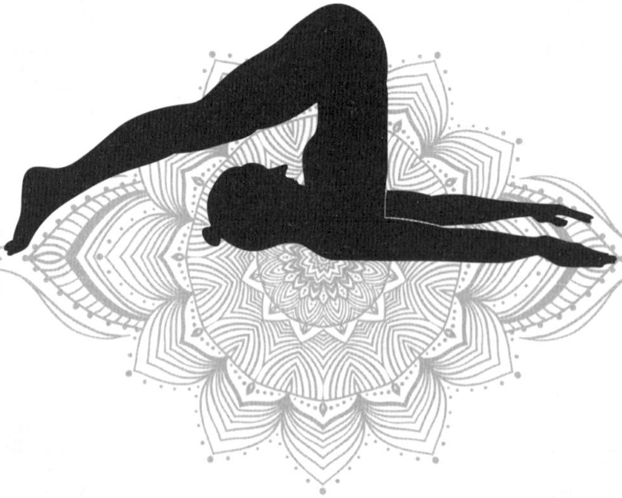

覺察身體的每個環節，覺察呼吸，覺察痠痛緊繃等狀態，提醒自己欲速則不達，不僅可避免不必要的運動傷害，也能回到練體位法的初衷——愛自己的身體。

瑜伽墊外的靈性哲思

體位法中，有某些動作具中高難度，或是像鋤式這類看似不符合人體工學，但確實有鍛鍊之益處的體位法。這些體位法都需要運用意志力來持續練習。就如《哈達瑜伽之光》所言：「**有鍛鍊就會有成就，不鍛鍊就不會有成就，僅靠研讀經典是不可能在瑜伽上獲得成就。**」（1.65）

帕坦伽利在《瑜伽經》所提的八支功法第一支是「持戒」，而持戒五條之一是不貪婪或不役於物（**Aparigraha**），其中包含戒酒。

故事中，藉由發酒瘋來達成目的的手段看起來似無可取之處，但換個角度想，可勉強稱為堅持己見或意志力堅定地以達目的。運用在瑜伽練習上，可以解讀為走在瑜伽修練或人生道路上時，難免會遇到障礙及挫折，但善用如同鋤頭般突破困難的意志力，加上行動力，才有豐收的可能。人生也如犁田耕耘般，並非只靠蠻力來使用鋤頭，一步一鋤一犁間，如何拿捏翻土的深度、速度及進度，都是關鍵，而在無數次重複同樣動作的過程中，心田也在耕耘著修行一事。

故事的另一個重點是巴拉羅摩自知做錯事後，以理智與良心喚回懺悔反省之心，實屬難得。而能原諒別人或給予懺悔機會的人，更是難能可貴。我們在日常生活中，難免會遇到有人處於不可理喻的狀態，或做出非理智的行為，傷害了自己，也傷害了別人，尤其當傷害是來自父母、伴侶或職場夥伴時，更是考驗著我們的智慧和處事能力了。

初始，或許是我們吃虧、受委屈或受傷害。有時，暫時的包容或委屈求全，是為了尋求解決之道，一種愛之寬度、深度的體現，而不是非理性地縱惡。近代偉大的瑜伽大師維韋卡南達（Swami Vivekanada, 1863~1902）有句教誨說：「無須指責，能伸出援手就去做，假使做不到，就收起雙手合掌祝福他，讓他走該走的路吧！」我們在更緊密、親密或微妙的人際關係中，有時也不得不如此，譬如常見的婚姻出軌事件、手足分產或生意糾紛等，在在都考驗著我們的人性與智慧。瑜伽相信業力，和人性仍有辨識是非及理虧之心；而願意給予別人反省懺悔的機會則是智慧的展現。

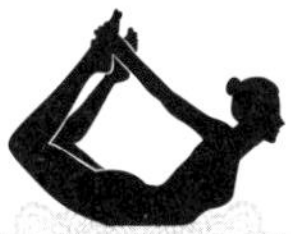

16 弓式

Dhanurasana

國王賈納卡（Janaka）擁有一把名為「皮納卡」（Pinaka）或「濕婆弓」（Shiva Dhanush）的神弓，那是來自偉大濕婆贈送給祖先「德瓦羅塔」（Devaraatha）的傳家之寶。截至目前為止，尚無人有能力舉起這把巨大沉重的神弓來使用，因而被供奉在桌上膜拜禮敬。有一天，國王看著小女兒悉多（Sita）在殿前玩球，當球滾到供桌下時，悉多為了撿球，順手毫不費力地把桌子移開，繼續玩耍。無意間看到這一幕的國王不動聲色，但心裡有了底……

長大後，悉多成了亭亭玉立的少女，國王賈納卡不採取相親，而是舉辦招親大會。這當然吸引了來自全國上下，想抓住這個當乘龍快婿機會的年輕人。條件是，必須能成功使用皮納卡神弓，才可娶親。

眾人躍躍欲試，但再怎麼身形魁武、體魄強壯的青年，別說拉弓射箭，連弓身都抬不起來。這時，來自拘薩羅國（Kosala）首都阿尤迪亞（Ayodhya）的王子羅摩（Rama），因為對悉多一見鍾情，便決定參加遴選。羅摩王子是毗濕奴的第七世化身（參見八一頁），他輕而易舉地舉起神弓，不費吹灰之力就拉起箭，屏氣凝神地射中紅心！眾人佩服歡騰，羅摩則順利娶得美嬌娘。

瑜伽墊內的心靈體會

後彎的弓式，可說是讓全身呈現與前彎完全反向的動作，兩者都需要柔軟的脊椎延展。長時間坐姿不良或工作型態，形成習慣性的微駝背，或是大腿和骨盆前側肌肉緊繃，可能會出現肩頸腰背痠痛或胸悶的不適感。一生的活動中，幾乎不會出現全身反向動作的需求，所以弓式對於練習者來說是相當具挑戰性的體位法。姑且

◀羅摩王子輕而易舉地舉起皮納卡神弓。

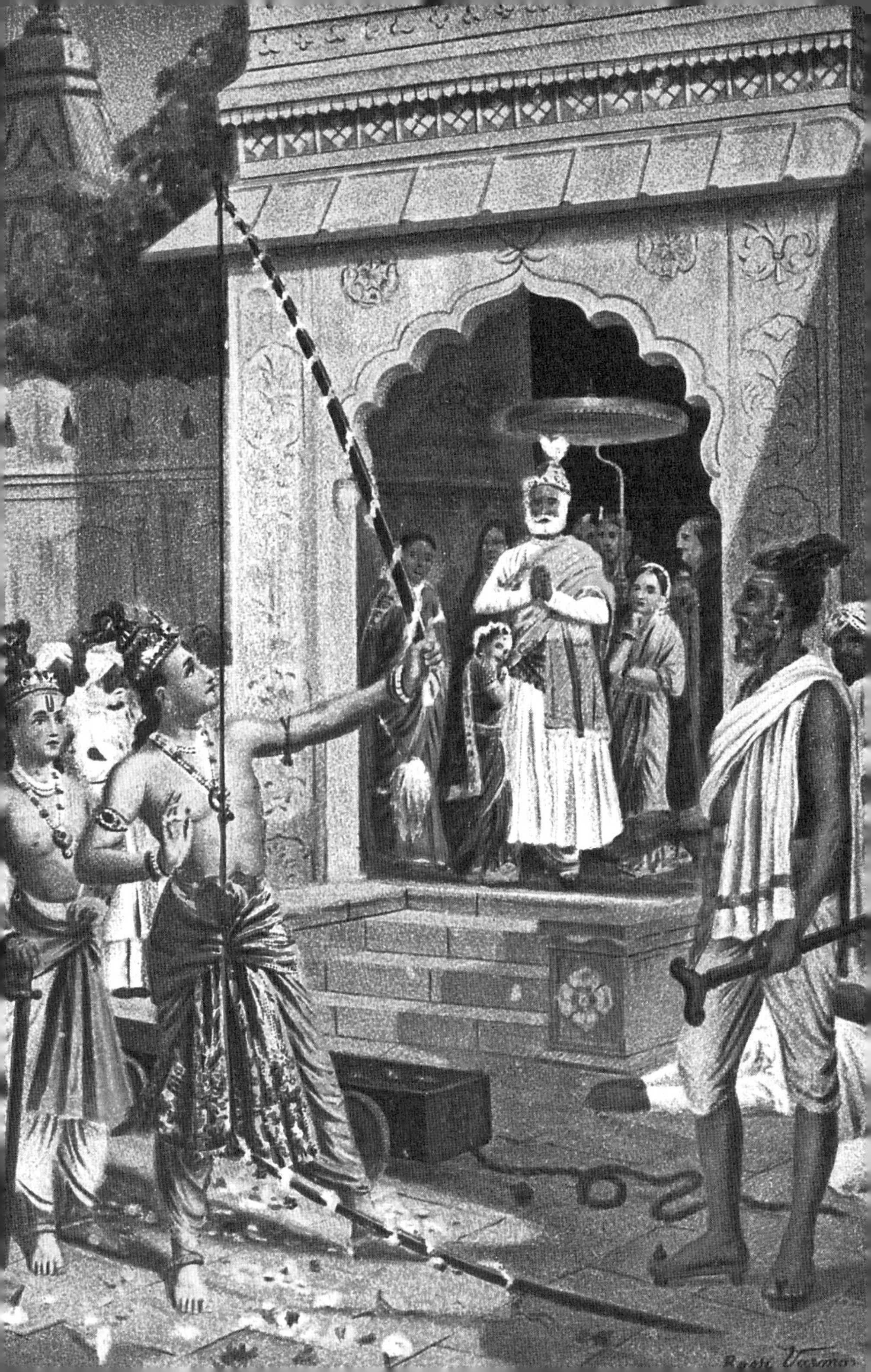

不急，跟隨有經驗的老師帶著慢慢練。先明白練習此體位法的諸多優點，它可以刺激、活絡及暢通全身的腺體、淋巴、神經、臟腑、筋絡和氣血循環等，好處多多。

弓式停留時，可留意自己的肩關節鬆緊狀態、手臂適度有力地延展拉伸、大腿與骨盆前側的肌肉伸展度如何，以及臀大肌有力與否。

練習者不需在乎脊椎的弧度要多大，而是將意念放在緊繃處、痠痛處，透過呼吸的帶領，去覺察身體的細微變化，並辨識不適感的產生，是否與日常行住坐臥間的哪些不良姿勢習慣有關。

即使離開瑜伽墊了，仍保持這樣覺察身體的能力，警惕自己留意不當的坐姿，雙管齊下，才能改善痠痛的老毛病。

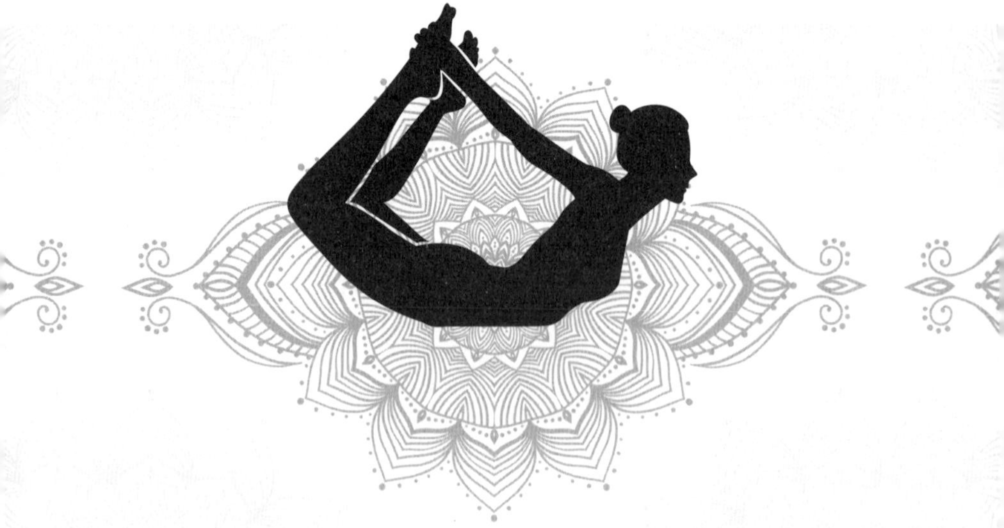

先從練習體位法著手，培養對身體的覺察及覺受能力，也會自然養成對外在生活的覺察及覺受能力，提升我們的洞察和洞見能力。

瑜伽墊外的靈性哲思

在這樣身體大弧度地反向彎折的弓式動作中，借重整條脊椎的柔軟度只是其中一個元素，另一個重點是如何將臂力與腿力結合，借力使力地拉伸出弓形的弧度，那麼在動作停留上就能事半功倍，不會感覺過於吃力。在生活中也是如此，有時遇到問題，不論你的角色是高位或前輩，都應該先嘗試放軟身段。硬碰硬的態度，只會讓對方不願開誠布公地溝通或總是虛與委蛇。在做事上，能借力使力地達到事半功倍或圓融的結果，也是一種世間智的展現。

在這個體位法的故事中，代表純淨靈魂的悉多與象徵崇尚至上真理的羅摩，在代表濕婆神的皮納卡神弓的祝福下而結合。人世間情愛的結合，有時也需歷經一番波折才能終成眷屬，如同羅摩王子和悉多公主。「愛」的議題，千年以來一直是人類在學習的一門課題。瑜伽修行者也教導愛，瑜伽大師維韋卡南達就曾說：「所有的愛都是擴張，所有的自私都是收縮。因此，愛是生命的唯一法則。有愛者才是活著，自私者正在死去。因此，因愛而愛吧！因為它是生命的唯一法則，就像你賴以維生的呼吸。」

以愛之名者，莫過於宇宙神性無比之愛，億萬年來展現在奧妙的大自然萬物中，人類也是產物之一。如今，人類給大自然的回饋是什麼？看看近年來人類對自然環境造成的各式汙染、森林過度砍伐、土地過度開發、非自然能分解的垃圾、非人道的養殖和物種的滅絕；更別提國家與國家仍處在戰爭中，進行著人與人的殺戮，種族與種族的迫害、宗教與宗教的衝突對立。

然而，出現大哉問了！

被奉愛瑜伽（Bhakti Yoga）奉為圭臬的偉大經典《薄伽梵歌》，背景就是在戰場上。透過人物介紹，我們可以明白其實敵方是代表人性的貪婪、自私、不公不義等。開戰前，戰士阿周那面對敵軍是親堂兄弟和師友的情況，在陣前心生退縮，不願廝殺，但至尊主奎師那神仍要他開戰。為了要讓阿周那了悟真理，經文開始了劃時代而偉大的人神對話，以及至尊主的種種開示。

開示中有諸多教導，例如：需覺悟短暫的物質軀體與永恆靈魂之區別，以及認知到無所謂死亡，那麼，請思辨，至尊主要阿周那最終捍衛的是什麼？透過人要如何從這個物質世界解脫，進而闡述了業力瑜伽；至尊主傳遞的是超然知識，是絕對真理的知識；人因為對至尊主的愛，而依其教導行事，便是在展現無私奉獻之業力瑜伽；在練習冥想瑜伽時，心念等應專注於至尊主；為至尊主從事純粹的奉愛服務；此外，也解釋了當人受到三種自然物質屬性作用時，該如何超越；因絕對、無條件的愛奉行於至尊主的教誨，得其恩典，「獲得超然平靜，到達永恆又至高無上的住所。」（18.62）

終生奉行禁語的瑜伽尊者巴巴哈里達士（BaBa Hari Dass, 1923~2018）曾被弟子提問：「個人之愛能轉化為至上之愛嗎？」尊者回寫道：「若個人之愛去除了執著，就是至上神聖的大愛。」

哈努曼 Hanuman

安佳娜亞式
Anjaneyasana

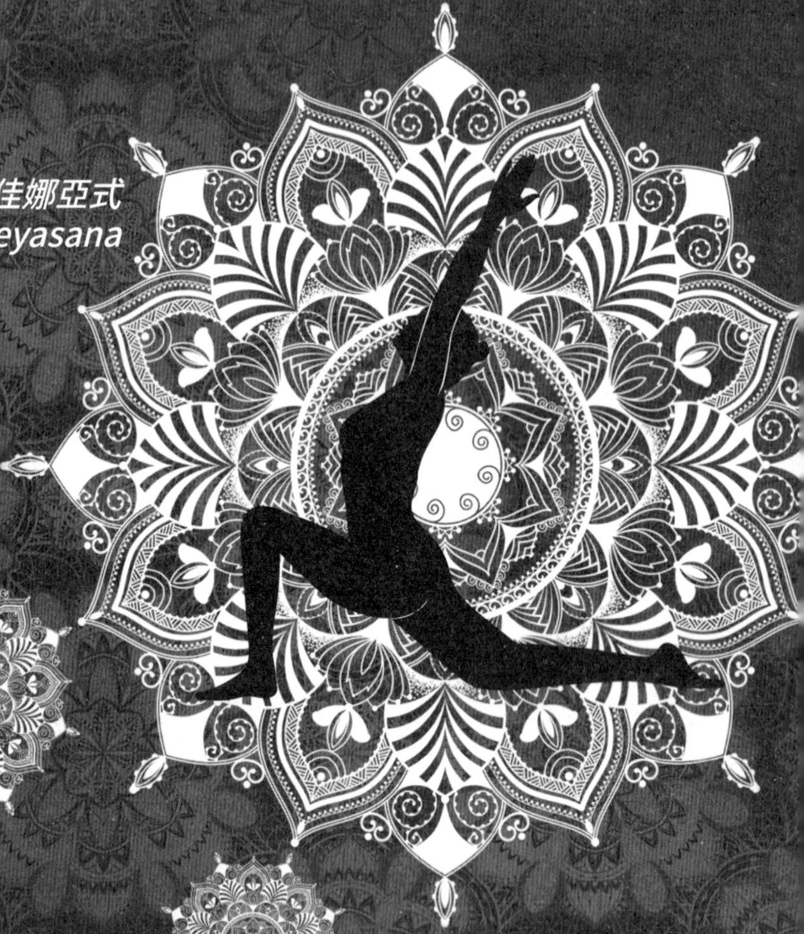

橋式
Setu Bandha
Sarvangasana

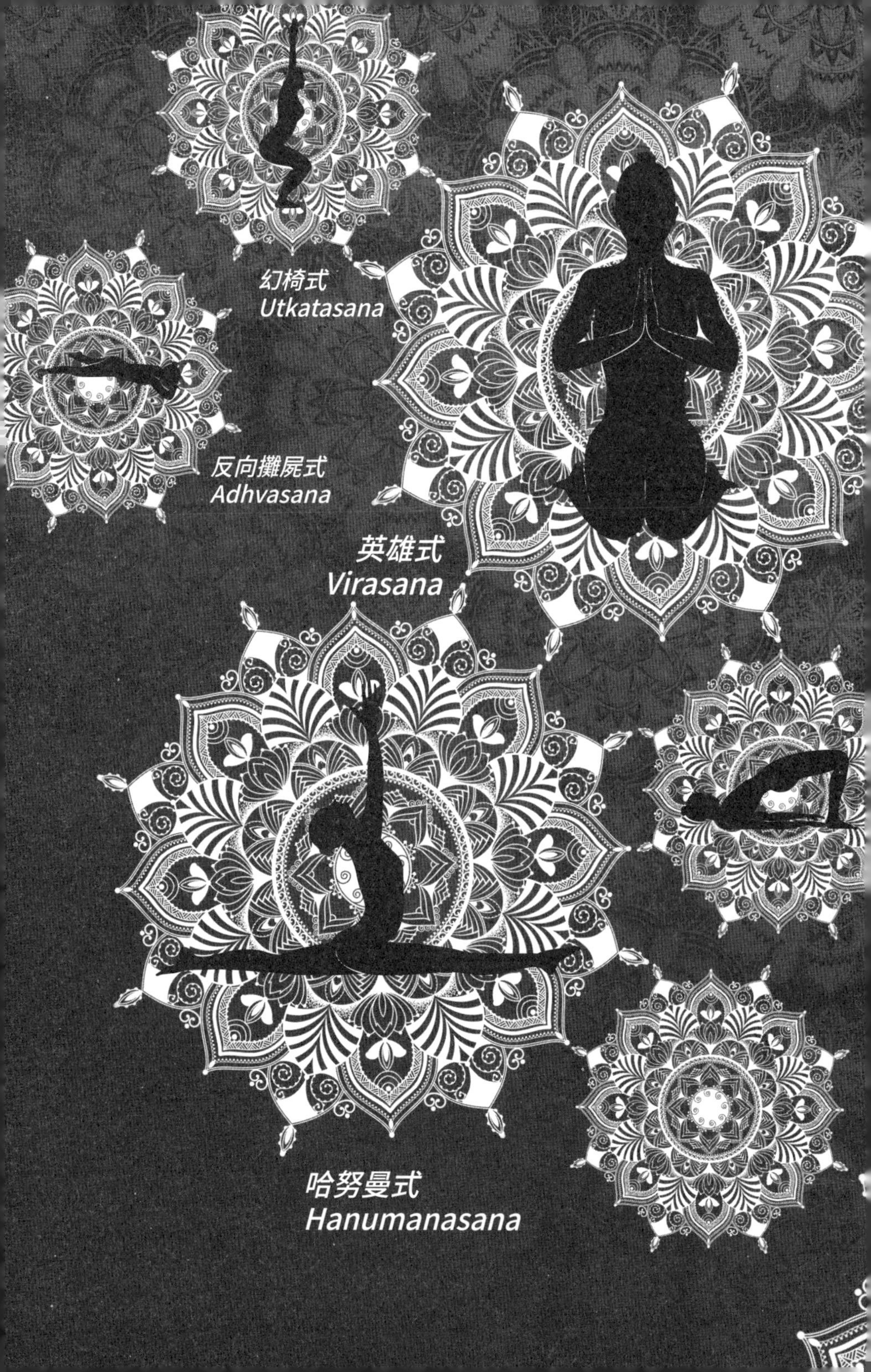
幻椅式
Utkatasana
反向攤屍式
Adhvasana
英雄式
Virasana
哈努曼式
Hanumanasana

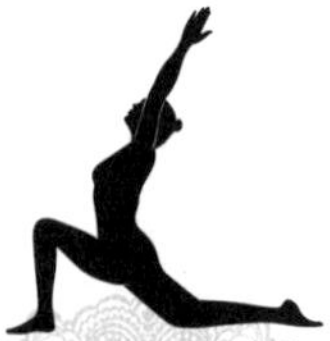

17 安佳娜亞式

Anjaneyasana

在古印度民間，不孕女子為了展現向神求賜子嗣的誠心誠意，會採百日斷食和對著月夜做三千次的跪膝祈禱，希望藉由如此的耐性與毅力，向神證明自己想成為好母親的決心，以得到上天的憐憫和賜予子嗣的祝福。

話說，有一位名叫「安佳娜」（Anjana）的美麗女子，每天遵循古法，虔誠地向上天祈求賜孩子給她。聽到祈禱的風神「伐由」（Vayu），因為欣賞安佳娜而決定幫她。一天晚上，安佳娜照舊跪地合掌祈禱著，風神伐由使個勁，讓正啣著糕點屑的鳥兒把糕點屑放在她的掌心上。她心裡有數，知道祈禱應驗了，便感恩地慢慢咀嚼吃下，隨後果真懷孕。生下這個得來不易的小男孩，即「安佳娜亞」（Anjaneya），意思是安佳娜的兒子。

因為父親是風神，這個極度受母親寵愛的小男孩，是非常靈光聰穎，但又調皮搗蛋的半神人。有一天，小男孩睡醒後，極度無聊、悶得發慌地瞪著天空，看到半空中有顆澄黃黃、亮晶晶的超大芒果，心想：「芒果是我的最愛。」想把它摘下來吃（其實他看到的是太陽啦），便不加思索地自然使出神力，掌心朝上，往天空一躍……

此刻，掌管日蝕的阿修羅——羅睺（Rahu），見有人進入地盤要掠食太陽，立刻擋住小男孩。這半神人男孩神力高強，看到半路殺出程咬金，便本能地擊下羅睺。羅睺負著傷，狼狽地向掌管天界的因陀羅求救。因陀羅坐上名為「伊羅婆陀」的白象坐騎，來到惹事生非的主角面前。

但小男孩可是沒在怕的。

正當小男孩在對付白象時，因陀羅舉起金剛杵，射出雷電光，擊中小男孩的下巴，小男孩隨即掉回凡間，昏死過去。（這也成為猴神「哈努曼」（Hanuman）之名的由來，梵文「hanu」指下巴，「-man」則是被毀壞的意思。）

得知消息的風神伐由來到奄奄一息的兒子身旁，帶著狂怒對大地咆嘯，並深深吸一口氣後就不再吐氣。沒多久，凡間所有的動物、植物和人們都難以呼吸，快要窒息的萬物痛苦地向梵天哀求協助。梵天趕緊偕著眾天神出面主持公道，訓誡因陀羅竟因祂的舉動而讓凡間受苦。其他天神也向風神求情。但悲憤的風神說，沒有還祂兒子，祂絕不吐出這口怨氣。

眾天神趕緊賜予哈努曼祝福的力量。

梵天對著哈努曼說：「我賜予你同我一般的長壽！」

因陀羅說：「我賜予你擁有刀槍不入的強壯身軀！」

火神阿耆尼說：「我賜予你無畏火的能力！」

時間之神卡拉（Kala）說：「我賜予你死亡永不侵犯你！」

其他天神說：「我們賜予你無人能敵的力量和速度！」

在眾天神的賜福下，哈努曼總算甦醒了。風神伐由才輕輕吐出這口氣，大地之萬物重回生息。

▶半神人哈努曼由猴王蘇貴瓦接手管教，成為猴身。

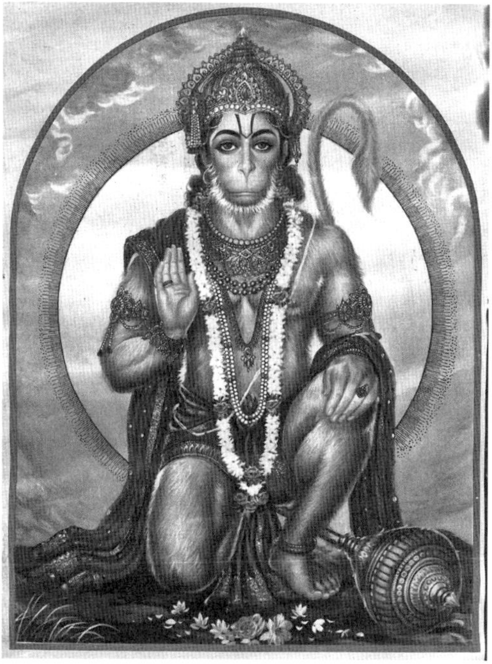

然而，畢竟引起事端的是這個頑劣的男孩，梵天為了展現公平，深知不能讓哈努曼繼續留在溺愛他的母親身邊，免得將來再發生麻煩事。於是，祂下令將哈努曼交由太陽神之子，亦即猴王「蘇貴瓦」（Sugriva）接手管教，並將之變成猴身，讓他忘記人身之出生。❶

此後，哈努曼展開了在森林中的新生活。

❶ 關於哈努曼為何是猴身的故事版本不一，本書採此說法，敬請參考。此外，印度教中的猴神哈努曼，出現於大約西元前一〇〇至五〇〇年的史詩《羅摩衍那》之人物。有人認為，中國神話故事中的孫悟空（西元六百多年）是以哈努曼為構思原型。因此，若讀者想以對孫悟空的印象來想像哈努曼，也不為過。

這中間有一段插曲，由於猴王蘇貴瓦曾受恩於羅摩王子，兩人成為好友，後續也發展出羅摩成為哈努曼此生最尊崇敬仰、願意為他效忠效命的主子。所以，當羅摩的愛妻被魔王羅瓦那（Ravana）藉金鹿之計擄走時，猴王蘇貴瓦義不容辭地派出猿猴大軍和愛將哈努曼協助羅摩。

瑜伽墊內的心靈體會

不同的國家、文化或宗教，均有種種不同的祈禱姿勢。崇尚並禮敬大自然與宇宙的瑜伽行者亦復如是，透過體位法的呈現有拜日式、拜月式、英雄式等，而此處介紹的是單腳跪姿

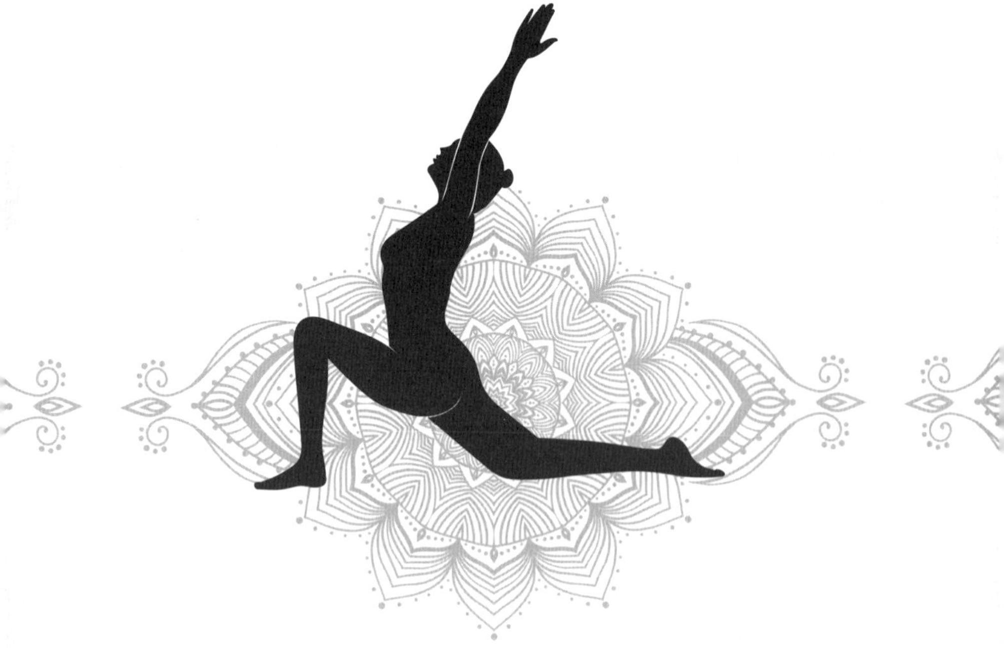

的祈禱式。

在這樣的祈禱式停留時，我們常常在乎的是前後腳能開跨得多開，上半身後仰能做得多深。無論你滿不滿意於鏡面反映出的曼妙身形弧度，請別忘了此體位法背後的實質意義——祈禱的那一顆心。

瑜伽墊外的靈性哲思

祈禱是欲將個體連結或交付於更高、不可知的、至上之神的方式，其呈現的是一種信仰（shraddha）的力量，是一顆臣服的心。小則支撐挑燈夜戰的苦讀，或抗拒美食的減重計畫，大則可以是為求生存的逃難，或出生入死的上戰場等。前提是，將小我的心臣服並信仰於至上之神、無上智慧、絕對真理，所祈禱後的結果，能心誠則靈很好，期待落空也罷，小我的心都願意全然接受結局，這樣的臣服意念才是智慧的磐石，此信仰的力量才是真實不虛。

在印度本土的瑜伽課堂中，老師普遍會帶梵唱（Chanting Mantra）練習。藉由古老的梵文音頻共振腦波頻率，重複地梵唱練習，可幫助我們進入和諧法喜的內在狀態。許多梵唱擷取自古老經文，所以練梵唱之前先瞭解其經文意思，亦有助於學習瑜伽哲理之精要與精義，或神性智慧真言。其中，ॐ（發 AUM 或 OM 音，參見一一三頁）是最古老的梵咒（Mantra）。梵咒是使心靈解脫的超然音振，心靈的力量被轉化為聲音模式的宇宙頻率。《瑜伽經》說：「**聖音（Pranava）OM 就是絕對的真理。**」（1.27）所以，經由專注、投入、持久的梵唱練習，亦可協助我們走向瑜伽的終極目標。

猶如身體需要食物，梵唱是靈魂的食物。梵唱能激發、淨化、調整及平衡所有的脈輪。梵唱練習能拆除假我的防護圈，擴展覺知力，激發身體的潛能。梵唱能清除潛意識中的恐懼、憤怒、嫉妒及貪欲的負面能量。梵唱能釋放並昇華封閉在內心的情感。從梵唱練習引致的喜悅就像大能恩澤，是一切善知識的源頭、智慧的精髓，是至福和愛的本質。梵唱本身能夠把人引向覺悟、慈悲和完全的超脫。當你的心和神聖的音節頻率合一，就進入了神聖的領域，可沉浸於一片充滿超然喜樂的海洋。

瑜伽的梵唱練習中，常有祈禱文的唱誦。在此分享常見的瑜伽課前祈禱文：

Om Saha Navavatu Saha Nau Bhunaktu,
SahaViryam Karavavahai,
Tejasvi Na Vadhitamastu MaVidvishavahai,
Om Shantih Shantih Shantih!

嗡！ 願上天保護我們，老師與學生兩者，願上天滋養我們。
願我們一起學習並瞭解經文的真實意義。
願我們的學習充滿光明，願我們彼此間沒有敵意及誤解。
嗡！ 和平！ 和平！ 和平！

——《泰迪黎耶奧義書》(*Taittiriya Upanishad*, 22.2)

18

英雄式
Virasana

幻椅式
Utkatasana

橋式
Setu Bandha Sarvangasana

哈努曼式
Hanumanasana

魔王羅瓦那的妹妹「蘇帕娜迦」（Shurpanakha）傾心於英俊的羅摩，多方引誘他，但羅摩始終忠於自己的妻子悉多，毫不動心。羅摩的弟弟「拉克斯曼」（Lakshman）對此感到憤怒，遂將蘇帕娜迦的鼻子割掉。蘇帕娜迦向兄長羅瓦那哭訴，羅瓦那便放出蘇帕娜迦化身的金鹿來引誘悉多。

悉多請求丈夫羅摩抓住那隻金鹿。羅摩雖然懷疑這隻金鹿是魔王羅瓦那派來的，但也不想拒絕自己的愛妻，便無奈地前去追牠，同時委託拉克斯曼要保護悉多。不久，悉多隱約聽到羅摩呼叫拉克斯曼的模糊聲音。拉克斯曼不相信，因為他認定羅摩是沒有任何人能夠欺負的強者。但悉多堅決要拉克斯曼去找羅摩。拉克斯曼在離開前，特別吩咐悉多千萬不許出屋，也不許接待任何人。魔王羅瓦那在調虎離山之計成功後，化身為仙人過路求食，並因為覬覦悉多的美色而將她擄走。

羅摩在情急下請託猴將軍哈努曼先去探查愛妻被擄去何處，他則整軍帶隊隨後跟上。

哈努曼飄洋過海來到了魔王羅瓦那所在的斯里蘭卡，上岸後，他對著大海跪了下來，低頭雙手合十，心裡祈禱默想，請神祝福他此趟救人任務能順利完成，不負他敬愛主子的請託（此為英雄式的來源，「vira」是英雄之意）。

哈努曼進入市中心，欣賞著由宇宙建築大師畢施瓦卡瑪所打造的、無與倫比的繁華城市，由衷地讚歎著。然後，他來到魔王羅瓦那美輪美奐的宮殿，先潛入後花園，很快就找到囚禁悉多之處。哈努曼先拿出羅摩給他的戒指信物，讓悉多相信他是受託來救她的。哈努曼提議要背悉多逃離魔掌，但被她拒絕。悉多表示她寧可等丈夫帶隊前來，光明正大地殲滅魔王而光榮獲救，也不願偷偷摸摸地求生。

哈努曼知道他無法改變悉多的心意，但在評估當下的局勢後，知道勢必會再度引發戰爭，便決定直接面對魔王羅瓦那，看能否爭取到和平解決的機會。於是，哈努曼跳進宮殿中的「阿修克瓦蒂卡」（Ashok Vatika）花園，故意踐踏花草，很快就引起騷動。

一陣刀光劍影後，眾士兵皆不敵哈努曼，魔王羅瓦那派出么兒「阿克沙亞庫瑪羅」（Akshayakumara），竟被哈努曼輕鬆殺掉，於是他派出最強壯的長子「因陀吉」（Indrajit）。因陀吉祭出了「梵天神箭」（Brahmastra）來對付哈努曼，殊不知哈努曼已被因陀羅賜予刀槍不入之身。

魔王羅瓦那在無可奈何之下，只好命令士兵把哈努曼「請」進宮殿裡。

哈努曼大剌剌地走到魔王羅瓦那面前，聲稱自己是代表羅摩國王的大使，要求賜座（一般來說，非尊貴身分者是席地而坐）。羅瓦那心想，「這隻潑猴竟膽敢跑來我的地盤撒野，我都還沒修理他，他竟然好意思說要當座上賓。」便直接拒絕了哈努曼的要求。

沒想到，哈努曼面不改色地翹起猴屁股，尾巴一伸，變！變！變！把尾巴越伸越長，並捲來捲去地交疊成一個高度，屁股一蹬就坐在自個兒的尾巴上。這尾巴椅的高度比魔王羅瓦那的寶座還高，讓羅瓦那覺得很難堪。但他知道哈努曼的神力高強，不好惹，再加上他搶別人老婆一事在先，也不好直接動粗，只能先暗中較勁，就下令侍衛把寶座架高，而哈努曼便又把尾巴捲長，墊得更高。（此為幻椅式的來源。梵文「utkata」，原意是好鬥、激烈之意。）

哈努曼表明來意，希望魔王羅瓦那放人，和平解決此事。但羅瓦那已惱羞成怒，再加上么子被殺，不願意就此妥協，立刻下令抓了哈努曼，打算要當街放火處決他。處變不驚的哈努曼任由羅瓦那修理他。當士兵想用火把從他的尾巴點火時，卻怎麼點都點不著，因為哈努曼已被火神賜予火攻不克之身。靈活的哈努曼輕易地跳離士兵的圍堵，跑得不見人影。

終於，羅摩率領猿猴大軍前來。

但印度與斯里蘭卡之間的海洋阻礙了大軍前往。哈努曼便選擇在印度東南部海岸的「拉梅斯沃勒姆島」（Rameswaram Island），最靠近斯里蘭卡西北部海岸之處，率領猿猴大軍日夜趕工地建造跨海大橋。歷史上，此「橋」（其實是石灰地形的細長型淺沙洲）有多種名稱，本書是採《馬可・波羅遊記》之定名，為「橋」（Setu）或「羅摩橋」（Ramasetu）。此為橋式的來源。

在裡應外合之下，羅摩率軍前來，一舉攻下魔王羅瓦那的地盤，順利救出愛妻。

◈

在此戰役中，拉克斯曼身受重傷。據說只有生長在喜馬拉雅山上的一種神奇藥草，才有辦法救得了他。哈努曼為了救人，火速回到印度，抵達綿延的聖山後，就使出神力，左右腳輪番大箭步地跨出，一一躍過山頭（此為哈努曼式的來源），好不容易才找到神奇藥草。但藥草故意縮躲在山的底層下，不讓人摘採。哈努曼只好將整座山抬起，同樣跨步越過山脈，讓拉克斯曼吃到草藥後，再把整座山歸位。

哈努曼達成任務，再添一樁英勇事蹟。

在慶祝戰勝的典禮中，羅摩將禮物分配給所有協助他打仗的將士。當輪到哈努曼時，羅摩說：「我沒辦法給你任何東西，因為沒有東西能配得上你為我做的一切。我能為你做的，就是把我自己給你。」哈努曼聽到這一番話，便謙遜地站在羅摩旁邊，雙手合十放在嘴前，低著頭，擺出對羅摩服侍的姿勢。直至今天，這個畫面的圖像仍普遍流傳民間，代表一種對神性的謙虛皈依者。因此，對哈努曼的崇敬，象徵對超然神性的祈禱，是為了得到知識、活力、誠實、真摯、無私、謙遜、忠誠，以及對神性發自內心的奉獻。

基於哈努曼的多項不凡之舉，在印度史詩《羅摩衍那》中，將他美稱為「馬哈比爾」（Mahavir），即最偉大的勇士。

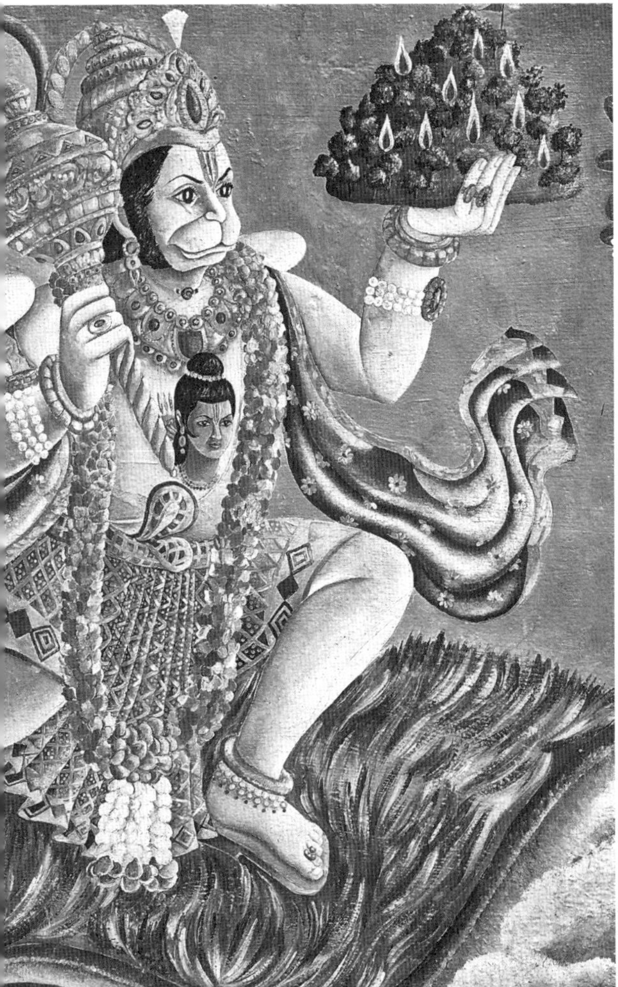

▲哈努曼為了救拉克斯曼而抬起整座聖山。

英雄式 *Virasana*

瑜伽墊內的心靈體會

在印度教中，哈努曼被尊稱為猴神，代表著無私的奉獻、大愛與大無畏的力量。對哈努曼來說，崇敬羅摩並非因為他是國王，而是把他當成神由衷地崇敬與臣服。從故事中可得知，英雄式的來源是以救人為前提的心，祈禱得到上天的祝福與支持力量，以達成任務。安佳娜式是為了滿足個人得子的祈禱，與之相比，英雄式是屬於無私的、為他人的、榮耀的祈禱願望。

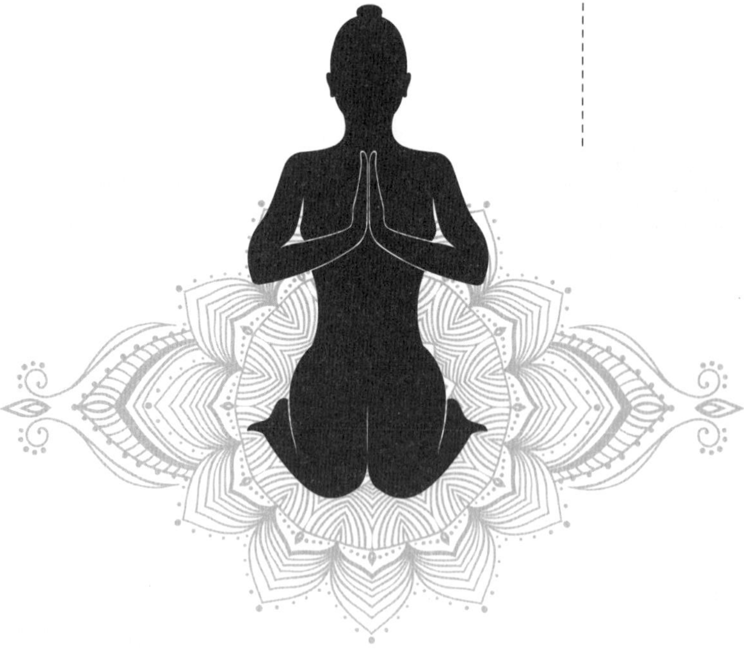

在眾人的祈禱聲中，有多少是為個人需求而做的祈禱呢？又有多少是如哈努曼的不為己的祈禱呢？身為瑜伽人該做何種祈禱？祈禱是為了誰又是為何呢？這些都需要我們好好深思。

瑜伽墊外的靈性哲思

從古至今，被列為英雄者，並非單純享有盛名，其背後皆需經歷許多的艱辛挑戰、煎熬及挫敗。在戰勝外在敵人之前，都需要先戰勝自己內在的敵人，即人性底層的黑暗面，進而顯現出人性的光明面。不同世代、不同領域對英雄的定義皆不同。精忠報國的岳飛，可稱是戰場上的英雄；採非暴力不合作運動建國的印度國父甘地（Maha Gandhi）被稱為「聖雄」；無我慈悲大愛的德蕾莎修女（Mother Teresa）亦是另一種形式的英雄。

當然，還有許多的無名英雄，如父母、志工等。在個體超越小我的人性底層種種，以大無畏的精神為理想目標而努力時，都是展現了英雄的共同特質，並體現了生命的價值與意義。

幻椅式 *Utkatasana*

瑜伽墊內的心靈體會

這個姿勢很不討喜，因為它看似簡單的站姿半蹲式，卻考驗著大腿肌力、膝關節受力支撐狀態。有些學生蹲一下就受不了了。在練習時，呼吸流伴隨著時間的流逝，更加考驗著內力與定力。你的臉部表情能否放鬆自如？心思能否安住於觀息止念，不為辛苦的下盤

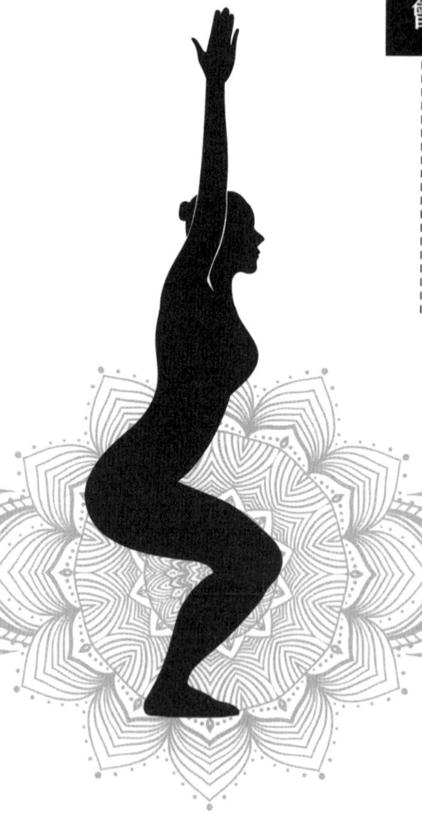

所動搖？也可以想像，當您正蹲坐在象徵「權力」的隱形椅子上時，您占著權力的使用時間能多長？能多快樂？或是更辛苦？

瑜伽墊外的靈性哲思

在古代印度，一般老百姓普遍席地而坐，椅子或寶座是王公貴族或較高階級的身分才能享用。若用椅子做為地位、位階、身分的象徵，我們每個人占用的「位子」代表何種責任、義務、權利及權力呢？我們有認清、接納、享有或落實自己位子上該盡的責任、義務、權利及權力嗎？每個人在外在生活中，常需身負數種角色，你可能同時是父親和兒子，是主管也是下屬，是好友也是競爭者等，在角色「位子」上，一個人容易享用權利與權力，較不願意盡責任與義務；容易偏向爭取權利與權力，較會排斥擔負責任與義務，這是人性中趨樂避苦的二元對立本性。這其中對人性自我的最大考驗即是「權力」。

故事中，兩位人物所暗中較勁的椅子，即是「權力鬥爭」的象徵。權力鬥爭是人性底層的其中一個面向，勾勒出欲望的本質、內心的匱乏或生存權的捍衛等。發生之處無所不在，小到家庭裡的成員、職場的利益、政黨的立場，大到種族與種族、國家與國家之間。故事中，雖然代表正義的哈努曼陷入醜陋的鬥爭中，但他的前提是正當性、榮譽性的救人任務，取得「權力」只是達成任務的工具，並非滿足個人欲望的手段。印度經典《薄伽梵歌》一開始的場景，就是兩方人馬齊聚在戰場上，具有血緣關係的堂兄弟濺血廝殺的戰爭，而其中的重要原因即是權力鬥爭。

倘若個體能藉由瑜伽靈性知識的薰陶，讓人性思維有所提升，明白自他不二，那麼人與人、種族與種族、國家與國家之間的各種形式鬥爭，才能日漸消弭，和平也會日漸增多。

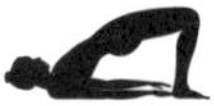

橋式 *Setu Bandha Sarvangasana*

瑜伽墊內的心靈體會

顧名思義，此體位法即是模仿一座橋的形狀而得名。橋身的弧度藉由脊椎的柔軟度，與腿力和肩頸的共同支撐，達成和諧的停留。橋有促進兩端交流的功能，延伸至日常生活中，當我們身邊出現對立衝突的局面時，能否具備柔軟的態度，先協助雙方回到理性可協調的局面？瑜伽人要練就柔軟的脊椎，也要練就柔軟的一顆心。

瑜伽墊外的靈性哲思

橋的意義在於建立兩端的交流。在日常生活中，語言是人與人之間溝通的橋樑；在知識或資訊上，閱讀是思想與思維碰撞的傳遞橋樑；在創作或藝術中，感動是主觀與客觀的橋樑。在靈性道路上，橋的兩端，並非主體與客體之分別，只有交流或合一，非二元對立，而是自他不二。

在瑜伽練習中，呼吸是外在的身與內在的心連結的橋樑；靜坐冥想則是個體意識與

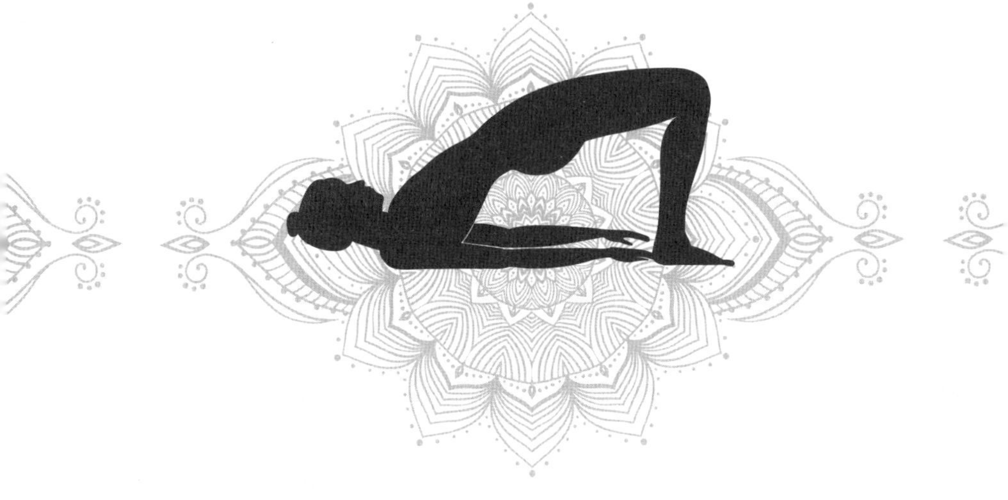

宇宙神性意識的合一橋樑。如同存在於每一個呼吸流中的「So Ham」（音譯：索・漢）。用於靜坐練習時，結合觀無聲的呼吸流之息出與息入時，可以幫助攝心。

吸氣的同時默念「So」，吐氣的同時默念「Ham」，反覆運用，即形成強有力的靜默咒語（So Ham mantra），又稱「無聲持咒法」（Ajapa japa）❶。其字面意義在瑜伽重要經典《格蘭達本集》中解釋為：「我即是神性。」（I am He/ That.〔5.84〕），這個「我」是指靈性真我（Atman），也可以延伸解讀為神性存在於每一個呼吸流的當下。所以，前提是先朝向小我個體的靈性之覺醒與提升，通往宇宙實相的橋樑才會出現。

---

❶ 此瑜伽的原始練法是以默念為主，不過，現在的瑜伽老師經常會運用此無聲咒語，搭配在教學中唱誦出聲音。師生覺得好就好，但仍要知道原始意義。

哈努曼式 *Hanumanasana*

瑜伽墊內的心靈體會

每次只要一示範這個動作，學生就會瞪大眼睛驚呼：「哇！劈腿耶！」是的，這個看起來很炫的劈腿動作並不容易，需要髖關節極度柔軟才能完成。嚴格來說，這並不是一個符合人體工學的姿勢。很多人為了要將腿劈下去，而讓骨盆呈現歪斜狀態，長期練習下來，對下背部並不好。

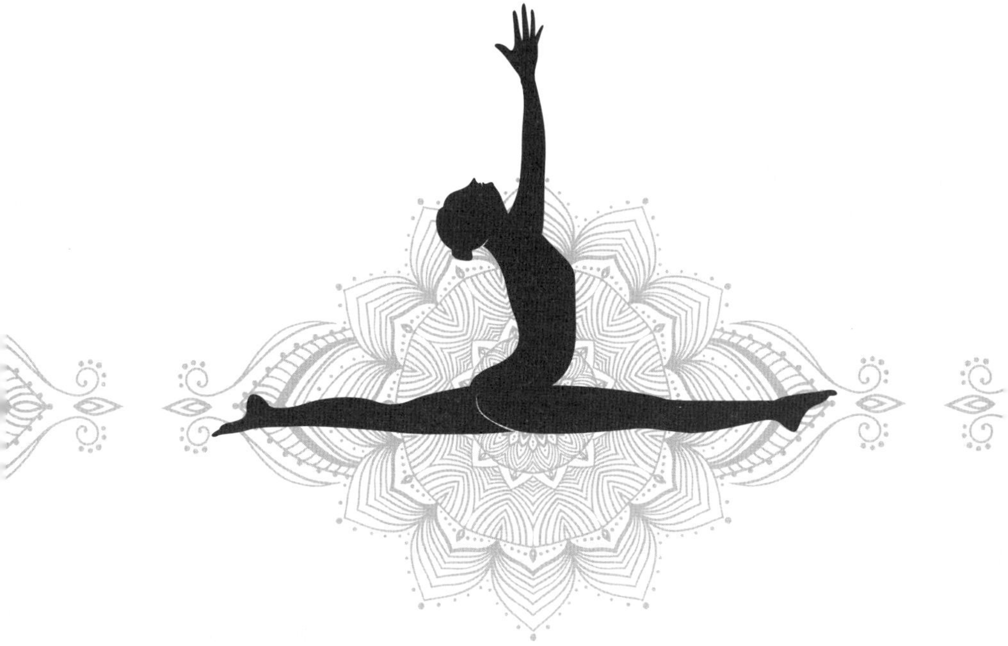

瑜伽強調「非暴力」，哈努曼會為了羅摩而做任何事，但他無法做到每一件事。對你來說，「做得到」和「做得對」哪一個重要？當下的劈腿動作，你是以「做得對」為前提，還是「做得到」？身體的感知只有自己最清楚，若當下「做得到」但「做不對」，也就是骨盆歪斜或身體肌肉張力過大，勉強自己的結果就是換來練習後的不舒服，甚至長期下來有受傷的風險，這何嘗不是一種暴力呢？同樣地，回到日常生活中，你會不會因為想要做到你認為的「做得到」、「做得對」和「做得好」，而陷入一種過度要求的完美主義？當你處在這種模式裡，曾對自己或他人「施暴」嗎？

在《瑜伽經》提到「**有暴力的負面想法或行為，不論是輕微、中等或極端的放縱自己，都是基於無知，並且會帶來一些痛苦……**」（2.34）所以，不要只因為這個姿勢看起來很酷，就為了做到完美的姿勢而傷害自己。真實地面對你的身體。你的髖部有確實開展了嗎？真的能夠完成這個具有挑戰性的姿勢嗎？還是內在的自我執著想要這麼做？在這個體位法中，你在哪裡施力？在你的手？你的臉？你的脖子？你的呼吸？你的腿？你的放鬆又是在哪裡？如果你的姿勢不太完美，你可以接受嗎？你能夠盡一切的努力，並保持心打開嗎？《薄伽梵歌》告訴我們：「**你有義務履行職責，但沒有權利享受活動的成果。**」（2.47）所以我們只要盡最大的努力，不必執著行動的結果。記得《薄伽梵歌》中奎師那的忠告：「**履行自己的職責，即**

使做得不完美，也比完美地履行別人的職責更好！」（18.47）所以，我們做自己能夠做的體位法，不要只是因為你的老師或是坐在前排的學生都能做到，而你只是為了想要跟他們一樣而傷害了自己。

瑜伽墊外的靈性哲思

在印度，如果要求財富，會崇拜財富女神拉克希米；如果要求智慧，會崇拜知識女神薩拉斯瓦蒂；如果要身材健美，就會崇拜哈努曼。

你絕對想不到，在印度，崇拜哈努曼的廟宇最多。每一個哈努曼的姿勢，都表現了無懼、勇氣、忠誠、力量、友誼和慈悲。在《摩訶婆羅多》裡，哈努曼的一生是一個充分展現忠誠、無懼和完全奉獻的旅程。哈努曼呈現出瑜伽行者的特質，這些故事也反映了我們的許多面向。我們常常忘記內在的神性，而只是不斷地感受到自我的挫折，或是有時候感覺到自己無法再負擔了或是無法完成某件事情，而出現信念的危機。哈努曼教導我們，唯有信任和愛能夠解除所有的疑惑和恐懼。

奉愛瑜伽的傳統，就是透過培養奉獻的態度，去除所有的恐懼和疑惑。奉愛瑜伽會透過重複唱頌梵咒，幫助我們專注在所奉獻的對象上。對於哈努曼來說，他奉獻的對象就是羅摩，所以他不斷重複唱著羅摩的名字，也因為如此，最後他身上每一根寒毛的振動，都伴隨著羅摩名字的聲音。他這種完美的專注，以及緊緊地將自己與奉獻對象結合在一起，完全展現了對神性的愛，這也是為什麼羅摩和悉多永遠居住在他的心中。

很多瑜伽練習者都發現梵唱能帶來深深的喜悅情緒，無論聽著簡單的梵唱音樂或是參加一些梵唱活動，都能夠讓參加者感受到重複梵唱的效果。這些咒語可以被大聲的唱出來，也可以默唸，規律地練習後，隨之而來的就如同哈努曼所體現的——慈悲心的增長與恐懼的消融。

哈努曼能贏得「英雄」的美稱，是來自於他的忠誠、奉獻和服務。對於我們來說，我們的信念是什麼？願意為了信念而奉獻最大的能力嗎？哈努曼一大步的飛躍，除了是對自身能力的相信，更是對奉獻對象最完美的奉獻，因為他無所畏懼。願我們透過這個姿勢的啟發，無論在任何情況下，只要有信念，都能夠如哈努曼那無所畏懼的一躍，為自己創造更多的空間和可能性。近代著名的瑜伽上師施化難陀（Swami Sivananda, 1887~1963）在一生的教導裡提倡「服務、愛、奉獻、純淨、冥想、了悟」。哈努曼在故事裡亦體現了這樣的精神。

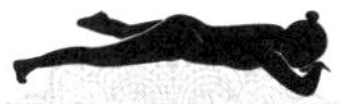

19 反向攤屍式

Adhvasana

梵文「adhva」（音譯「阿的瓦」），意指「道路」。

因故被放逐於森林的般度（Pandava）五子（詳見〈25鶴式〉），有位共同的妻子名為卓帕迪（Draupadi）。有一天，她在森林散步時，無意間發現了一朵名為「芍岡帝卡」（Saugandhika）的奇花，它會散發出濃郁的特殊迷人香味。她央求其中一位丈夫畢瑪（Bhima），去幫她找出更多朵花，好讓她分送給其他丈夫們，畢瑪欣然答應。

找著找著，畢瑪不自覺地深入陌生的森林地。待他意識到自己失去了回頭路的方向後，便慌亂地猛砍擋住去路的樹枝，驚動了眾鳥獸，也吵到了正在樹上酣睡的

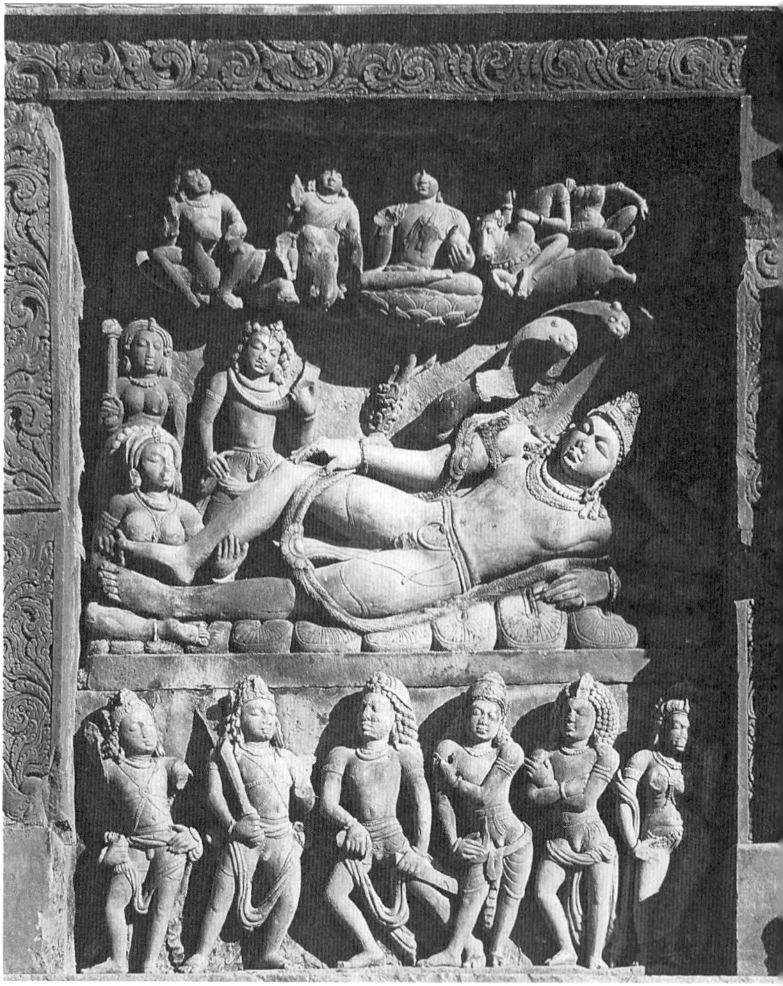

▲印度烏塔普拉德什邦（Uttar Pradesh）象城內的壁雕，下方為般度五子和共同妻子卓帕迪（最右）。

哈努曼。哈努曼看到對森林不敬的畢瑪，便想給他一個警告。

哈努曼看準畢瑪的必經之路（adhva），用神力把自己變成外觀憔悴、病懨懨的老猴，橫躺於路中間（反向攤屍式）。畢瑪看到擋路的老猴，不耐煩地要他讓開。哈努曼用氣若游絲的聲音說：「我累得動不了，要不，請您幫我把尾巴挪開一些，好讓您通過。」

大力士畢瑪蹲下來，想撥開老猴的尾巴時，發現其重無比，無論怎麼使力推、用力抬，尾巴仍如如不動。突然間，畢瑪明白了眼前這位必定是具某種神性的高人，立即謙卑地道歉懺悔，並請哈努曼示現本尊相。

恢復原貌的哈努曼說：「你尋找芍岡帝卡花，將會徒勞無功。因為這種奇花是由魔王庫柏（Kuber）的士兵在看守的。」並說：「你對待人的態度，取決於對方的外表，這是很膚淺的，並非身為高貴王子應有的風範。」畢瑪虛心接受教導，並得到哈努曼如注入神性能量般的擁抱與祝福。

離別依依後，因為得到哈努曼的祝福，畢瑪彷彿吃了大力丸，順利找到奇花所在，並打敗看守者，平安帶回戰利品，分享給妻子和兄弟，也分享了路上奇遇的莫大無形收穫。

這個俯臥的動作，與諸多體位法相較，實是太輕鬆舒服了。所以，有時在課堂上反而不當它是動作的練習，而是穿插在上一個動作結束後，好讓身體得到舒緩的調息與放鬆。在一輪汗流浹背的體位法練習後，帶進這樣的動作，可把肌肉不自覺的緊繃、體內深層的壓力及負面情緒能量，順勢釋放給大地。

每個偉大的音樂作品都有休止符，許多動人的畫作都有留白處。

現代人已習慣於身心不停歇地汲汲於生活，在進入到瑜伽的時間及空間裡時，可以善用此體位法的慵懶放鬆停留，享受一刻也好的身心放空狀態。現

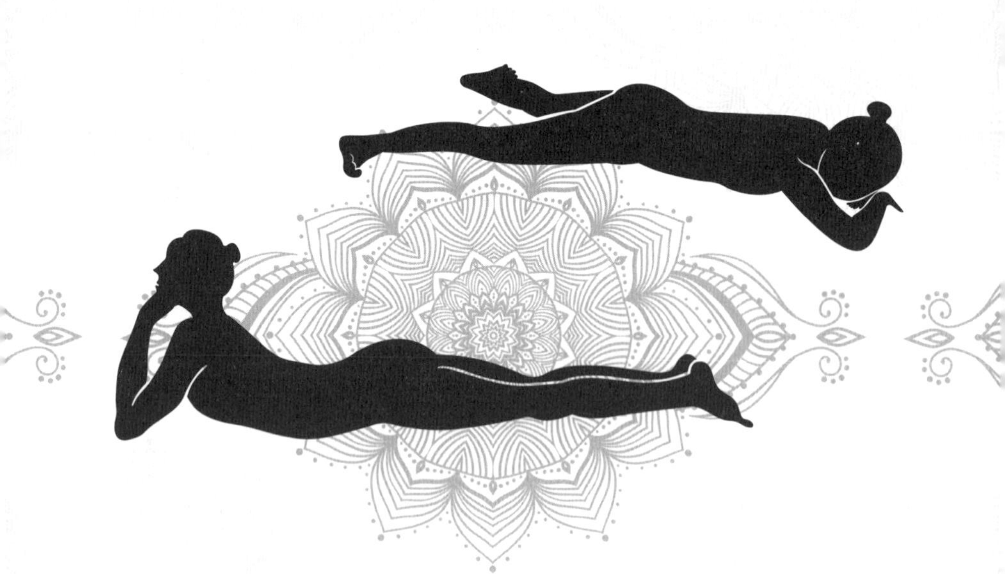

代人常有一些文明病痛，有時是因負面能量累積在體內有關。身體感官因壓力及忙碌而緊繃很常見，而忙碌中要保持有意識地放鬆反而難。這也是瑜伽人在此動作中要覺察的身心細微狀態，並要藉由穩定細長的吐納來調整之。

瑜伽墊外的靈性哲思

在故事中，哈努曼的開示是：對待他人的態度，不應取決於對方的外表。而在現代功利主義及資本主義普遍充斥的生活中，千年前的智慧箴言至今仍非常適用。即便科技科學如何進步發達，人性面經過千年文明的薰陶，似乎仍停滯不前。因人性黑暗面作祟，許多人是虛有其表、表裡不一，金玉其外，敗絮其中，或外強中乾等。當我們因識人不清或智慧未開而受騙上當時，讓自己受害的有時候並非事件本身而已，而是先有自己的「無明」（Avidya）之因，才會產生被騙之果。透徹這一點後，才能從事件中學到智慧，才能願意原諒及寬恕加害者的過錯，才能降低或釋懷事件帶來的苦。

另外，貴為猴將軍的半神人哈努曼，裝扮成老猴來警惕畢瑪。相對於現今傾向彰顯個人能力的功利社會，面對深藏不露的各行業之達人或修行高人，我們有具慧眼的辨識能力而願意謙卑學習嗎？同樣地，面對大智若愚的人，用鄙視或有色眼光對待，亦是另一種無明。帕坦伽利的《瑜伽經》提及：「無明、自我中心、執著、憎恨和貪生，是五大障礙。『無明』是其他四項障礙的溫床，不論它們是潛伏的、薄弱的、中斷的或持續的阻礙著你。無明會將短暫視為永恆，不淨當作純淨，痛苦當作快樂，假我視為真我。」（2.3~2.5）印度近代公認的偉大哲學家奧羅明多（Sri Aurobindo, 1872~1950）晚年沉浸於瑜伽修行，曾提及：「靈魂被吸引至地獄深淵，是因它渴望無明之冒險旅程。」

換句話說，無明是造成生活痛苦的來源，亦是阻礙個體回歸靈性真我的最大絆腳石。印度哲學「業力論」（Karmavād）中，指出了個體在前世、今世、未來世受業力的無形作用和束縛，如何跳脫生活中的無明之苦，以下先簡單理解業力果報與自身的關聯性。

業力的梵文「karma」，其字根 kri，原意是行動或行為。個體的過去、現在和未來的行動或行為，所形成的業力狀態，勾勒出了個體生命樣貌的藍圖。業力形成與因（kārya）果（kāraṇa）關係，會印記在個體的深層意識中，其中蘊含著過往業力所形成的綜合果報，個體受其決定或影響生命樣貌，建構出輪迴之說。在此，筆者簡單介紹，雖不完整但讓讀者有初步認識。這些業，分為宿世業（Sancitta

Karma）❶、伴隨業（Prarabdha Karma）、現世業（Kriyamana Karma）和現時業（Agami Karma）❷。

「宿世業」的概念是：過去世尚未成熟或尚未顯化的果報，仍隱藏於此世（所以會有「善有善報，惡有惡報，不是不報，時候未到」一說）。但因有時無法依邏輯理解或以科學印證此觀點，容易被當作宿命安排一說。邪教或斂財騙色團體，常採用這種論述來蠱惑人心，所以瑜伽人遇到生活中無法通透之課題、考驗時，要持正知見。

「伴隨業」是指受到過去行動或行為業力的無形牽絆，如同命運於今世受報，果報已呈現於此世生活中。伴隨業只有在我們經歷其後果後才會結束。今世造就之行動或行為，尚未成熟的果報呈現於未來，稱為「現世業」。而現世業一旦結束，就成為暗藏的宿世業（所以會出現「冤冤相報何時了」一說），在此同時，「伴隨業」仍在此世進行中時，還有個「現時業」，即個體當下正在創造產生或選擇性的行動或行為，「因」產生了，又形成「果」。

如同弓箭手正準備射箭（現時業），一旦箭射出離弦，進行了此行動或行為，弓箭手就無法再控制後面箭的結果，而不得不受何時將成熟的果報（宿世業），而在第二支箭射出時，還伴隨著第一支箭已成熟並呈現的果報（伴隨業），第三支箭接著射出（現世業）……所謂的「報應現前」，是指呈現已成熟的果報；未成熟的便又回到弓箭手的箭袋，暗藏積累中，形成環環相扣的業力束縛和無止歇的交互循環，最後形成個體的人生劇本和靈魂旅程。

個體在業力之苦海中漂流，何時能上彼岸得究竟解脫（Moksha）呢？即使個體在此世靈性覺醒，邁向探索真理之路了，仍須受到宿世業之無形束縛，這也反映出為何眾生修行或求道過程中會有不同的樣貌；前人也教導瑜伽行者，必須斷絕業力造就的環扣，此為解脫之道上需克服之障礙。關於解脫，又有不同層次的解脫之道。

那麼，瑜伽的業力束縛的解套方法是什麼呢？

本文針對此世生活中如何從無明之苦解脫（Mukti），並朝向得智慧之喜樂（Ananda），提供讀者一些參考建議。

可先依照帕坦伽利瑜伽八支功法的第一支和第二支的各五大點，做為生活方針❸；同時，在行住坐臥間能養成悅性業（Sattvic Karma）；純然業（Nishkam Karma）則是最理想的狀態，即個體保持無私或無欲的行動或行為，不忮不求，不帶期望任何結果或想達到特定想法的目的之個體行為，這種純然的服務行動或行為，不單單可以破除我執障礙，也可以讓人從各種業力束縛中一一解脫出來；對人、對大自然的態度也是如此時，其生命品質是朝向無私奉獻於至高無上神性之愛的連結，甚至於直接體現神性之愛！

歷代聖人、開悟者的例子比比皆是。

---

❶ 業力之梵文的各個專有名詞，因難以翻譯，僅供參考。

❷ 也有說法認為「現世業」和「現時業」是同樣的意思。筆者黃蓉的理解是，前者是一束箭弓，後者是其中的一支箭，僅供參考。

❸ 第一支是持戒（Yama），偏向戒：非暴力（Ahimsā）、真實不虛（Satya）、非盜（Asteya）、梵行（Brahmacharya）、不貪婪或不役於物（Aparigraha）。第二支是精進（Niyama），偏向律：清淨（Shaucha）、知足（Santosha）、苦行（Tapas）、習經（Svadhyaya）、奉行至上之神（Ishvara Pranidhana）。前述十點之中文翻譯僅供參考。

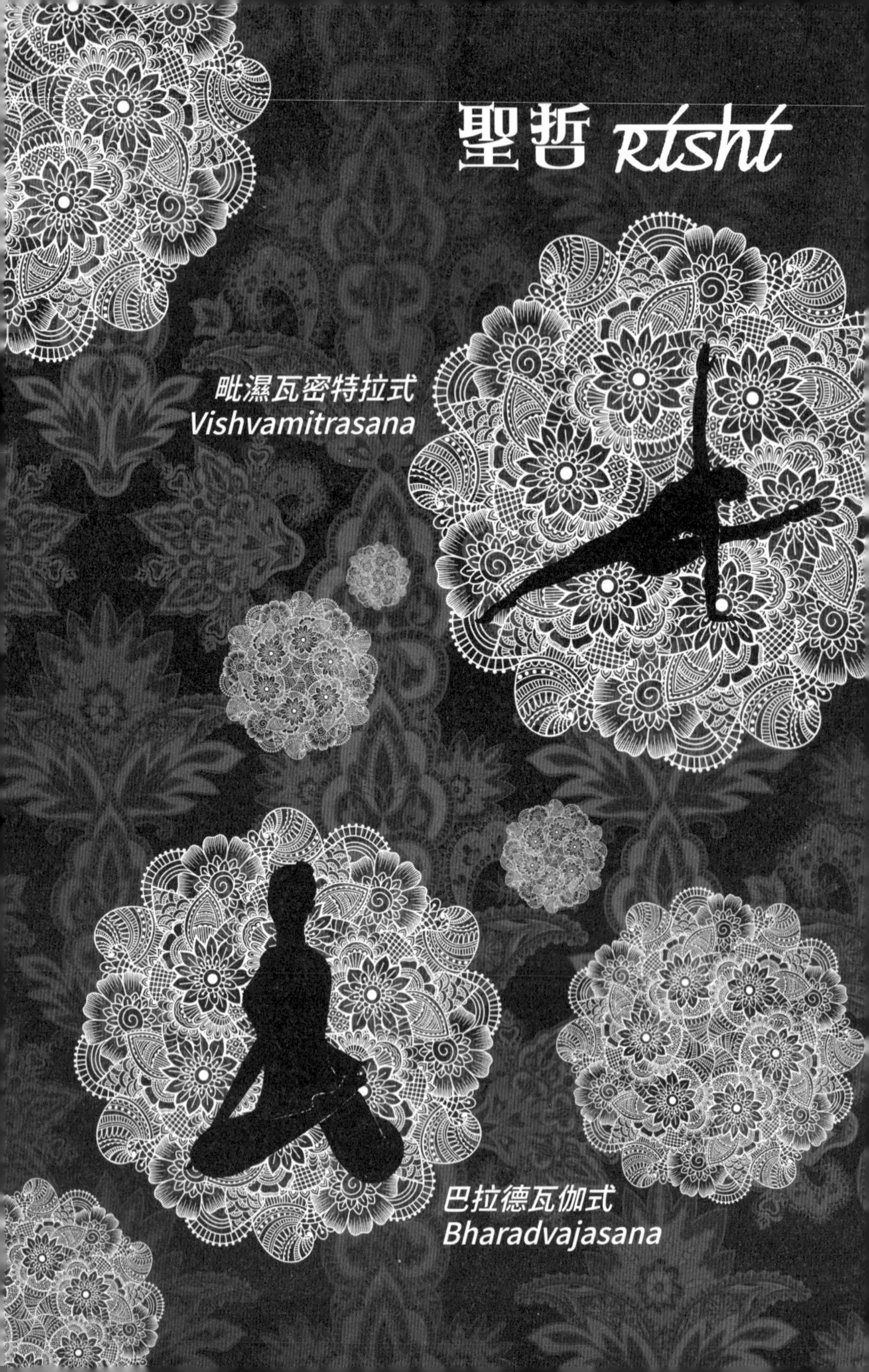
聖哲 Rishi
毗濕瓦密特拉式
Vishvamitrasana
巴拉德瓦伽式
Bharadvajasana

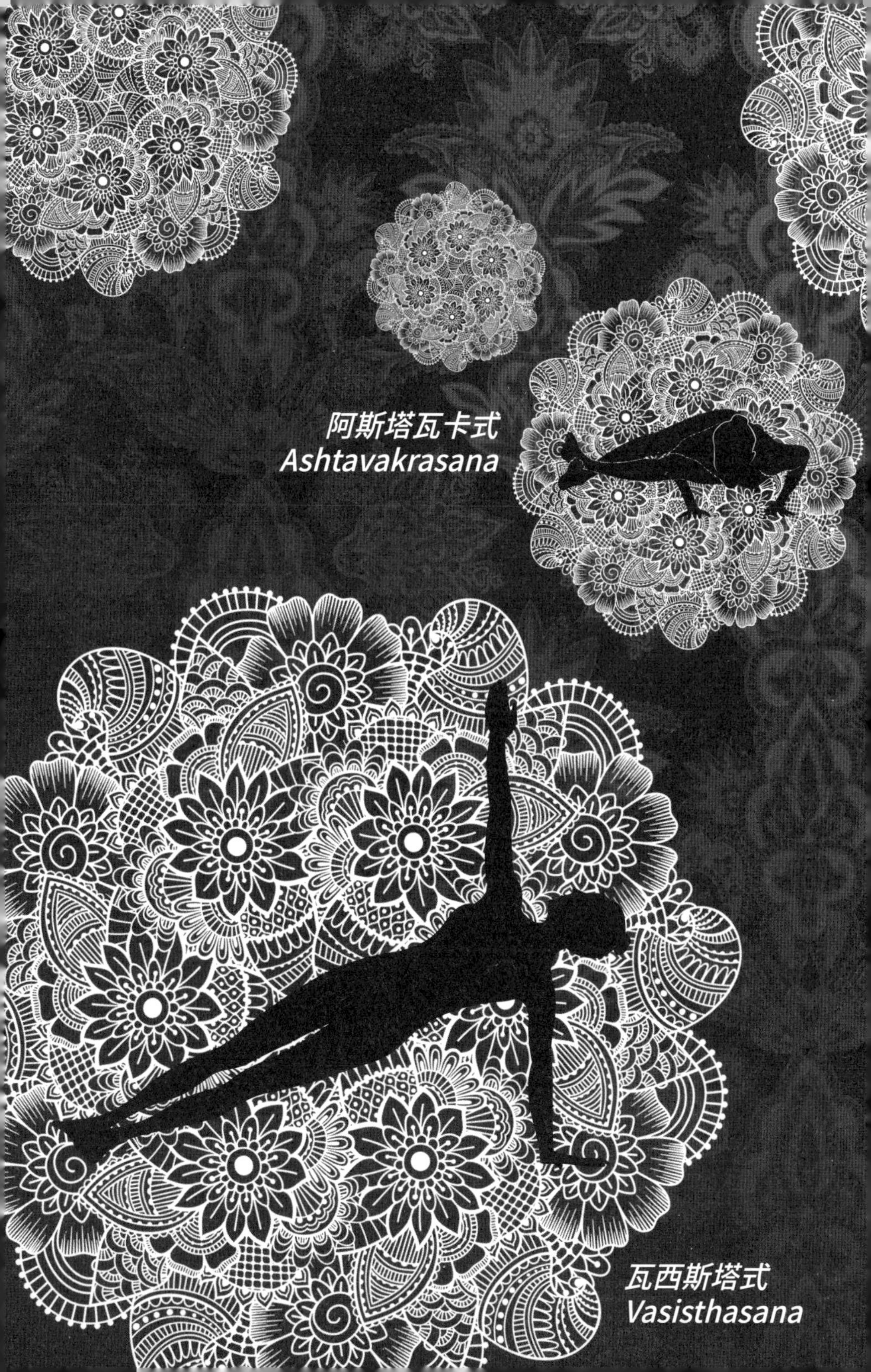
阿斯塔瓦卡式
Ashtavakrasana
瓦西斯塔式
Vasisthasana

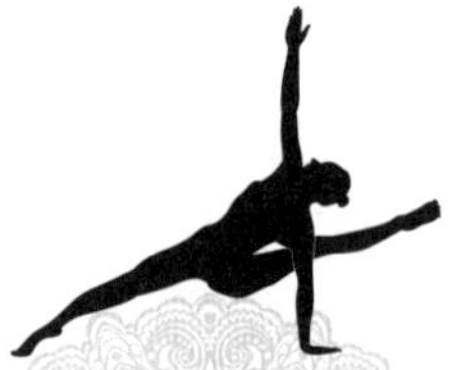

20 毗濕瓦密特拉式 *Vishvamitrasana*

在古印度的種姓制度中，祭司貴族「婆羅門」（brahmana）在社會中的地位是最高的，其次是軍政貴族「剎帝利」（Kshatriya），包括國王以下的各級官吏，掌握著神權以外的一切國家權力。而「毗濕瓦密特拉」（Vishvamitra）並非婆羅門種姓出身，而是屬於剎帝利種姓的國王，名叫「卡悟西卡」（Kaushika）。

卡悟西卡繼承了父親卡地（Kadhi）的王國，統治得很好，深受人民的愛戴。在一次巡視中，他和軍隊來到聖人「瓦西斯塔」（Vasistha，見〈22瓦西斯塔式〉）的修道院拜訪。他一抵達，就被當地的寧靜與和平氣氛所吸引。耳邊充斥著吠陀聖歌，眾多聖賢沉醉在各種儀式和苦行中。聖人瓦西斯塔盛情留他們下來用餐。

卡悟西卡一邊吃，一邊感到驚訝，沒想到聖人瓦西斯塔生活在這麼偏僻的地方，竟然能夠供應足夠的食物給這一大群人。

聖人瓦西斯塔說：「國王啊！宴會上的食物，是由我的小牛南迪尼（Nandini）所提供的。南迪尼是天神因陀羅的母牛『卡瑪汗奴』的女兒，能為我提供所需要的一切。」

卡悟西卡聽了之後，心想，如果能擁有這頭牛，就不必再為了準備龐大軍隊的食物而傷腦筋了！所以，他對聖人瓦西斯塔表示，他想要南迪尼。

聖人瓦西斯塔有禮貌但堅定地拒絕，完全沒有對卡悟西卡所提出的財富交換而感到心動，畢竟這一頭牛可以輕鬆地提供世界上所有的財富。

卡悟西卡被拒絕後，感到非常生氣，便用刺耳的言語侮辱聖人瓦西斯塔，並下令士兵們抓住小牛南迪尼，將牠帶回自己的王國。

聖人瓦西斯塔運用瑜伽的力量，帶來一支勇猛的戰隊，國王卡悟西卡的軍隊根本無法匹敵。不僅如此，就連卡悟西卡從天神那裡借來的各種法器也沒有用。卡悟西卡被抓起來，帶到瓦西斯塔的面前。然而，瓦西斯塔展現了他的氣度，不但沒有生氣，還赦免了卡悟西卡並請他離開。

這個事件讓國王卡悟西卡深刻體認到剎帝利的力量遠遠不及婆羅門，為了提升自己的種姓階級，他決定捨棄所有榮華富貴和國王頭銜，開始嚴厲的苦行，希望自己能成為比瓦西斯塔更偉大的聖人，並升為婆羅門種姓。

苦行後的他，被稱為「毗濕瓦密特拉」。然而，他還是非常容易暴怒，一發起脾氣就會詛咒他人，因此人們對他總是敬而遠之。而這些發怒的行為都會削弱他的瑜伽修行，因此他又需要更多的苦行來彌補。

毗濕瓦密特拉的苦行使眾天神大為震驚，紛紛擔心他苦行後的能力會變得過於強大，所以因陀羅派仙女「彌那迦」（Menaka）前來誘惑毗濕瓦密特拉，好讓他忘記苦行。毗濕瓦密特拉在初期的確受到迷惑，但不久即識破因陀羅的計謀，將彌那迦趕走，回到山裡繼續嚴格的苦行長達千年之久。

因陀羅得知毗濕瓦密特拉的苦行不但沒有停止，甚至還變本加厲，於是又派了另一位仙女「蘭跋」（Rambha）去誘惑毗濕瓦密特拉。毗濕瓦密特拉已有前車之鑑，不再為美女所動，甚至運用詛咒將蘭跋變成了岩石。

毗濕瓦密特拉持續地在喜馬拉雅山中認真地苦行，不斷練習瑜伽冥想及呼吸法，長達多年的時間都一動也不動地坐著，並專注於眉心之間。他所修練的瑜伽力量是如此強烈，以至於驚動了梵天。

梵天現身在毗濕瓦密特拉面前，告訴他，他已經獲得了最偉大的瑜伽力量，但要成為梵仙（Brahmarishi，婆羅門種姓中最高階聖人的稱號），必須要得到聖人瓦西斯塔的祝福。

然而，毗濕瓦密特拉非常忌妒聖人瓦西斯塔，根本無法容忍自己竟然要接受瓦西斯塔的祝福。他想，只要瓦西斯塔還活著，自己就永遠無法成為梵仙，必須要殺了他才行。於是，毗濕瓦密特拉找了一塊大石頭，在半夜來到瓦西斯塔的住所。他知道瓦西斯塔都會在清晨時到河邊冥想，計畫要在那時將大石頭砸到瓦西斯塔的頭上。

當毗濕瓦密特拉站在聖人瓦西斯塔的家門旁，聽到瓦西斯塔對妻子阿蘭達蒂（Arundhati）說：「毗濕瓦密特拉是一個偉大的人，他快要達到梵仙的地位了，但必須要我親自去祝福他。」阿蘭達蒂問：「你會祝福他嗎？」瓦西斯塔說：「當然會！」

聽到這段對話後，毗濕瓦密特拉感到非常羞愧，立刻衝進去向聖人瓦西斯塔頂禮。

聖人瓦西斯塔說：「你現在是梵仙了，因為你已經陸續征服了憤怒、欲望、貪婪、執著及傲慢，而你最後戰勝的就是嫉妒。」接著，瓦西斯塔輕觸毗濕瓦密特拉的眉心，開啟他的第三隻眼，使其看到整個宇宙被創造的過程，而神聖的嘎雅翠咒語（Gayatri Mantra）也在此時向毗濕瓦密特拉顯示。

瑜伽墊內的心靈體會

毗濕瓦密特拉式是一個深具挑戰性的動作，需要極度柔軟的髖關節，還需要很有力的手臂、腿部和腹部核心的力量。有些手腳向外伸展的動作，其實需要很強的腹部內收力量。

當你想要完成某種姿勢之前，核心與基礎都要穩定，各部位肌肉的協調性也很重要，有些人手沒力、有些人腳沒力、有些人肚子沒力，當然還有一些人全部都沒力，所以得要花一段時間鍛鍊才能做得夠好。而且，有時候今天做得到，明天不一定能做到。因為每天的身體狀況，會受到睡眠、飲食，甚至情緒的影響而不同。所以，要確實掌控毗濕瓦密特拉式，必須花更多的時間與精力去練習。

有些人或許天生就具備柔軟度，但是肌力都得要靠後天的練習。有一些體位法的姿勢真不是一般人可以做到的，所以很多人都會疑惑，為什麼要在瑜伽墊裡把身體拗來拗去，讓自己這麼痛苦？其實，這是淨化身心的必要過程。如同我們手洗衣服時，

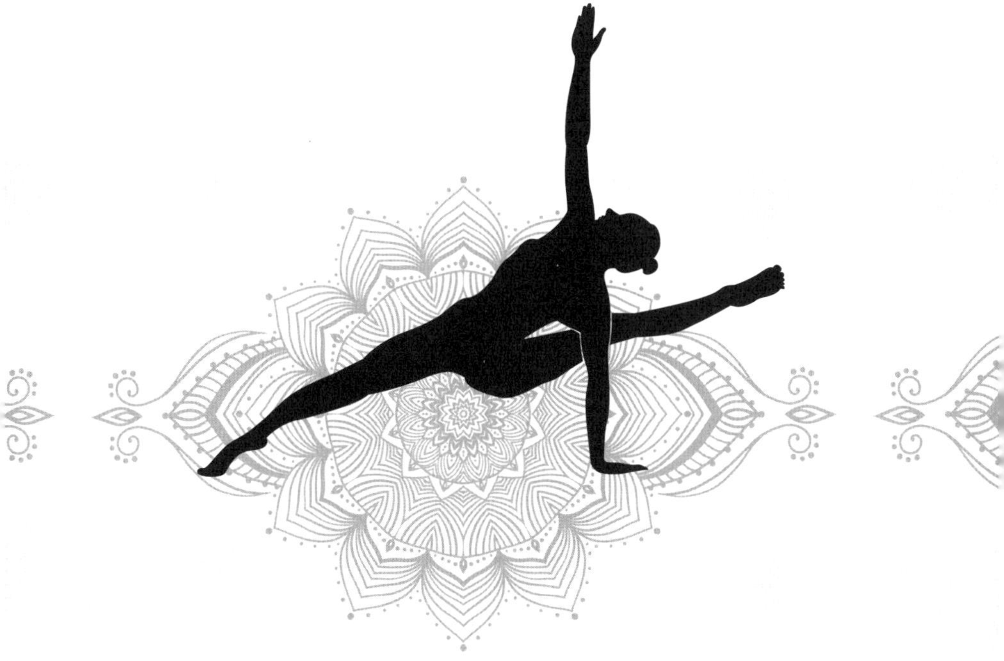

要擠壓、翻來翻去，然後扭轉、烘乾、燙平，這樣才能洗淨衣服上的汙垢。所以，很多印度瑜伽修行者都會藉由苦行以去除身心的不純淨。

正如同毗濕瓦密特拉想要打破種姓制度，從剎帝利的軍政貴族階級到婆羅門的祭司貴族階級，談何容易？所以，毗濕瓦密特拉需要修練很大的苦行才行。這也是為什麼毗濕瓦密特拉式比瓦西斯塔式困難很多的原因。下次當我們要進入這個困難的動作時，想想毗濕瓦密特拉的努力、毅力與決心，也許就能夠做得更好。不要忌妒別人能做而我們做不來的。放下所有的情緒，平靜地面對屬於你自己的墊內練習。也許我們需要的是更多時間。

瑜伽墊外的靈性哲思

我們通常都不滿足於自己所擁有的，如同毗濕瓦密特拉在當國王時，即使已經擁有很多的財富，還是想要那些得不到的東西。我們從小到大是不是也這樣？小時候想要玩具、讀書時想要考第一名、上班時想要高薪或爬上最高的職位，在當了父母之後，又把自己的欲望投射到小孩身上，諸如此類的事不斷上演。身為人類，我們本來就會有欲望，但是欲望有好有壞，而我們大部分的欲望都是為了自己，很少是為了幫助他人。物質的欲望永遠不會有滿足的一天，就算被滿足了，也會因為擔心失去，而感到痛苦。

《瑜伽經》（2.37）提及「不貪婪」（Aparigraha），表示當我們能夠不沉迷於維持生命基本所需以外的享樂時，就不會被物質欲望所控制。同時，我們也要「知足」（Samtosha）。當我們能夠不貪婪，並且對於所擁有的感到滿足，就會如《瑜伽經》所說：「知足，即可獲得最大的喜悅。」（2.42）也就是俗語說的「知足常樂」。

除了欲望本身有好、壞之外，滿足欲望也有不一樣的方式，如同讀書時想要得第一名，好的方式是憑藉努力，壞的方式也許是作弊。但是世間的道理總是這樣，善有善報，惡有惡報！如同卡悟西卡想要母牛，聖人瓦西斯塔不給，他就派人搶奪，最後不但得不到，還被打得落花流水。

筆者靜嫻的印度上師曾說，並不是我們刻板印象中躺在釘床上或是怎樣嚴苛的修行，才叫作「苦行」（Tapas）。如果你為了要健康，決定一個月少喝甜飲，這就是苦行。苦行是為了身心的淨化。控制身體和感官的能力來自於接受痛苦，所以連天神因陀羅都害怕毗濕瓦密特拉在實踐苦行之後所得到的能力。不過，毗濕瓦密特拉在不斷進步的旅程中，也有著生命的磨鍊和錯誤，心念或脾氣總是最難以控制的，但是保持正念並堅持下去，會引導我們走向成功。這也如同在《薄伽梵歌》（6.34~6.35）中，當阿周那告訴奎師那說：「心念如此的躁動不安、混亂且強大，如風一般難以駕馭。」奎師那向阿周那保證說：「只要你以不執著的心持續地修練，必將能駕馭它。」剛開始，我們的習性會阻撓自己在靈性上的進步，但是慢慢練習、保持覺察，還是能夠繼續前進。雖然瑜伽之路的修行不容易，卻是非常值得的。

文中提到的「嘎雅翠咒語」（Gayatri Mantra），出自《梨俱吠陀》（*Rigveda*, III 62.10）。嘎雅翠咒語被稱為「吠陀之母」，練習瑜伽的人應該都朗朗上口，在《薄伽梵歌》第十章中，奎師那自喻為《吠陀經》（*Vedas*）中的嘎雅翠咒語，足見它的重要性。據說以虔誠心來唱頌此咒語，能去除疾病、避開苦惱，並可心想事成。

Om Bhur Bhuvah Svah
Tat Savitur Varenyam
Bhargo Devasya Dhimahi
Dhiyo Yo Nah Prachodayat

嗡！創造宇宙的至上。
令人崇敬的最高至上。
讓我們冥想您燦爛源頭的神聖光輝。
願您啟發我們的智慧，讓自我覺醒，
並引導我們走向解脫，與您合一。

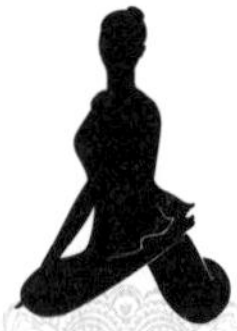

21

巴拉德瓦伽式

Bharadvajasana

巴拉德瓦伽（Bharadvaja）是印度著名的七位聖人之一。❶他也是《薄伽梵歌》裡般度五子的軍事老師——朵那（Drona）的父親。

沒有人像巴拉德瓦伽這樣終生苦讀著博大精深的印度古老經典《吠陀經》。除了為貼近至上之神的智慧外，巴拉德瓦伽或受極強烈的求知欲，或在宿命的牽引下，經歷了累世的《吠陀經》學習。到他的第三世時，幾乎所有人都知道有一位隱居者終日苦讀《吠陀經》，但沒有人見過他，因為他日以繼夜地在苦讀。即使已在床榻上等待死亡那一刻的到來前，他口中依舊不斷重複唸著《吠陀經》的經文。此時，濕婆竟出現在他床邊！

巴拉德瓦伽不可置信地瞪大眼睛，心裡想著，因為自己如此這般的苦讀與虔誠，敬愛的神終於聽到了。巴拉德瓦伽以為自己終於可以從生死輪迴中得到解脫了，但他卻從濕婆口中聽到令人難以置信的一番話。

「巴拉德瓦伽，你在做什麼？」濕婆用很失望的語氣問。

「我敬愛的神啊，我快死了呀！您不是聽到我的祈求，要來接引我的嗎？」

「不，我不是來帶你走的，而是要讓你明白此生累積這些殊勝知識的真正道理。」

「我不瞭解您在說什麼，我畢生所學不就是為了理解真理，並更接近您嗎？」

「問題是你所學的，不過是如此……」

---

❶ 依據《大林間奧義書》（2.2.6）所列的古印度七大聖人，有阿縵伊（Atri）、巴拉德瓦伽、高塔摩（Gautama）、賈摩達格尼（Jamadagni）、卡斯亞帕（Kashyapa）、瓦西斯塔、毗濕瓦密特拉。後來延伸成七仙人，在印度占星術中成為北斗七星的象徵。

濕婆到門外抓起一把沙，放在掌心上，走回巴拉德瓦伽床邊的窗戶旁，說：「這是你第一世所學的。」濕婆又出去再抓起第二把沙，回來說：「這是你第二世所學的。」最後，濕婆再度抓起第三把沙，說：「這是你第三世所學的。」

然後，濕婆一手搭在巴拉德瓦伽的肩上，另一手高舉並指著窗戶外的一座山丘，用關愛的口氣說：「你下如此大的苦心鑽研《吠陀經》，已是頂尖學者，無人能媲美你的聰明才智。但是，你所學的知識，就如同這堆沙之於山丘這麼一點點而已！這幾世來，你的學習讓你變得怎麼樣？看看獨居的你，不但沒有因為所學而呈現出一點點法喜，也沒有將此殊勝知識宣揚出去給任何一個人，代表你即便飽讀經書卻不理解其真正的意義，因為你從來沒想過要將此智慧、恩典與法喜分享給眾生！」

「唯有藉由分享所學的智識，才能真實用於生活，並展現內在的真我！如果你的累世所學並無得到實際印證，那麼這些學習又有什麼意義呢？」

「因此，親愛的巴拉德瓦伽，我決定再給你一次機會，你將能再重生一次，並讓所學更貼近於我要傳達的真理。如果你做到了，我答應你，這會是你最後一次的輪迴！」巴拉德瓦伽聞畢，安詳地辭世了。

巴拉德瓦伽帶著累世因果來到新的一世，不只是學習，也開始了教學生涯，畢生致力於分享及散播《吠陀經》教義與喜悅，並啟蒙培育了多位有志一同的求知者、求道者，他的知識及慈愛，讓他成為一名聲名遠播的賢師。在他臨終前，眾多學生依依不捨地終日陪伴著他，還有許多不遠千里而來，只為送老師最後一程的學生。

濕婆再次來到他的床榻前致敬，說：「親愛的巴拉德瓦伽，你終於完成你的人生功課。瞧！多少靈魂因你的恩典與奉獻，靈性得以啟發。如今你已達成我賦予的使命，為了實現我的承諾，我將協助你跳脫所有的輪迴。」

巴拉德瓦伽眼眶泛著極大感恩的喜悅淚水，說：「我敬愛的神啊！再也沒有任何其他事物能如您的恩澤般盈滿我的心中。但我必須不敬地婉謝您。您看，我現在終於瞭解，最能接近偉大的您的形式，就是藉由分享神聖《吠陀經》的智慧與喜悅給予眾生。能與這些偉大智慧相處在一起的恩典，已大於我所能去的任何一處所謂的天堂了。」

這時，輪到濕婆眼中閃著為之驕傲的淚光，靜靜地離開。帶著滿腔法喜的巴拉德瓦伽隨後離世，靈魂再度投胎後，帶著相同使命，成為世代中的聖賢智者，依舊傳法著。

有一說是，此臀部側坐姿是巴拉德瓦伽的習慣坐姿。這也讓筆者想起，看過泰國出家和尚在誦經時，也是採雷同的坐姿。

巴拉德瓦伽式是一個坐姿扭轉的姿勢，一腳是外旋的單盤蓮花坐姿，一腳是內旋的英雄式坐姿，上半身是脊椎的扭轉。扭轉對於臟腑具有按摩的效果，是一種排毒的姿勢。

通常我們是以身體前側面向太陽，所以印度稱身體的前側為「**purva**」，是「東邊」的意思；而身體的後側，印度稱為

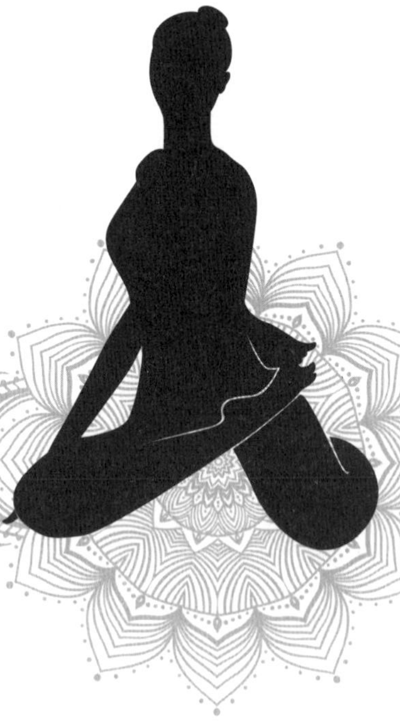

「paschima」，意思是「西邊」，因陽光照不到而呈現黑暗，代表著我們的潛意識及黑暗面，因此身體扭轉的姿勢也可以暗喻為「為黑暗帶來光明」。

當你吸氣把脊椎拉得更長時，再度吐氣收縮腹部，即可增加扭轉的幅度。透過有意識的呼吸，可以穩定並加深動作。扭轉能為你帶來不同的角度和視野，當你換個角度，也許能有更多的同理心，或是為你帶來更多有關人生的深度思考。

在瑜伽的修行中，遇到種種的障礙、考驗和磨難時，藉著一位靈性上師／古魯（Guru）的幫助，可以從黑暗來到光明。Guru由「gu」和「ru」組成：「gu」指黑暗，「ru」指光明，而排除無知與黑暗，為我們帶來光明的人，即是「guru」。悟道的上師或古魯都稱為「Guru Deva」，「deva」指光明的存在。

瑜伽墊外的靈性哲思

「輪迴」（Samsara）和「重生」（Punarjanma）之概念，並非只是少數古老部落文明的專屬品，舉凡佛教、印度教、耆那教和錫克教等教義中亦可見。印度哲學中，早期的奧義書裡雖有著墨，但具體論述不多。

伴隨著輪迴概念的是「因果業力說」，人們想要從中尋找解脫之道，因而形成印度傳統靈性探索上極重要的核心思想，包括瑜伽。

筆者在看這個故事時，思緒曾不自覺地飄忽至自己彷彿就是躺在床上奄奄一息的主角之內在……終其一生研讀此經典，意欲理解神性智慧，並完全臣服於偉大的濕婆，經過累世的苦讀，臨終前好不容易盼到神的示現，卻被責難……畢竟人之為人，人性中的苦痛、心酸、委屈、不解，全湧上心頭。所幸神之為神，神性的慈悲與開示，能讓一個人終得解脫開悟，並弘法於人間，何其殊勝。

帕坦伽利《瑜伽經》所提的八支功法之第二點是「精進」（Niyama），其中需實踐的一項即是習經（Svadhyaya）。古老瑜伽中，有一派稱「知識瑜伽」（Jnana Yoga），「jnana」一字是知識或智慧之意。藉由經文的智慧箴言，進行思辨、了悟，並實踐神性真理，即可得無上智慧，亦可助人解脫。《薄伽梵歌》提及：「**即使你是所有罪人中的罪大惡極者，一旦登上超然知識之船，也能帶你度過痛苦的海洋。**」（4.36）故事主角亦體現了「精進」要實踐的另一點：「奉行至上之神」（Isvara Pranidhana）。原文的「Isvara」在此並非特指哪個神，而是屬於形而上概念的至上意識。

這世間的美好真諦之一即是分享。分享生活種種，分享個人所擁有的物質，分享關懷與愛，分享所學所知，分享生命經驗等。如同濕婆所言：「唯有藉由分享所學之知識，並確實運用於生活，才能展現內在的真我！」這裡提及的知識是靈性知識、神性智慧。藉由此故事，也能提醒我們，瑜伽練習除了體位法外，尚有許多博大精深的瑜伽哲理經典和靈性知識，值得學習和分享，並將之實用及印證於日常生活中，細細品味，慢慢深思，甚至分享這樣的瑜伽精神食糧給有緣人。

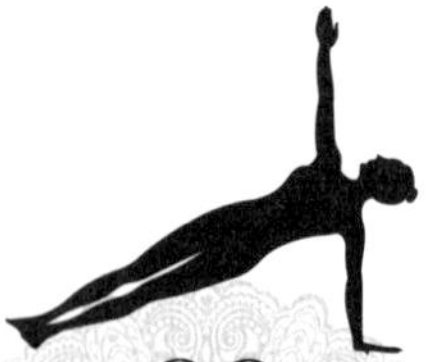

22 瓦西斯塔式 *Vasisthasana*

瓦西斯塔是印度七位聖人之一，曾因運用高深謀略，成功鎮壓國王卡悟西卡的軍隊而一舉成名（參見20〈毗濕瓦密特拉式〉）；也是知名羅摩王子於青少年時期的啟蒙恩師。

少年時期的羅摩王子具有正直本性與求道天性，所以經常四處旅行，遊走各地體驗世俗生活。其父親「達夏拉塔」（Dasharatha）國王察覺到，羅摩王子似乎對自己所處的身分地位逐漸消極且不熱衷，而感到憂心。於是，國王力邀精通《吠陀經》且德高望重的聖人瓦西斯塔，來擔任羅摩的指導老師，並把羅摩不尋常的行為與想法，告訴瓦西斯塔。瓦西斯塔聽了之後反而暗生歡喜，因為他心裡有數，這是羅摩即將走向靈性探索道路的前兆。

對世間事抱持悲觀沉重態度的羅摩王子，對於這位老師能否讓他拾回對生活的熱愛，秉持著非常懷疑的態度。聖人瓦西斯塔向羅摩解釋他的看法，說羅摩會對紅塵世事抱持悲觀態度，是因為內在早已走上靈性覺醒的道路，只是尚未心生洞見罷了。他認為羅摩只需要再多一些指引與時間。

即使已步上靈性追求之道，仍須兼負世俗生活之責任義務的羅摩王子，何嘗不是代表著現代人求道的實際狀況？在瓦西斯塔的教誨中，闡述了「Jivanmukta」，即「行走在紅塵世俗中的解脫者」之概念。個體在物質世界中生活，仍須如實經驗家庭生活、才能表現、工作態度和對日常生活的活力，不論身處於何種外在形式，內心時刻保持純然自由或解脫之狀態。一旦常處於自由解脫之內在，人將不再只是侷限於人性裡，而是處在神性中……

在筆者十幾年的瑜伽教學生涯中，不時會聽到學員的心聲，提到他們在換了不同的瑜伽課和老師後，或練了體位法幾年後，內在興起一種莫名的想法：「為何只練體位法，好像有種說不出的欠缺與不足……」「瑜伽僅只是如此嗎？」或是開始涉獵瑜伽經典後，感到對生命的巨大疑惑等等……

學然後知不足，教然後知困，才是正確的！

若明白真正的瑜伽學習，是要協助我們轉入內在探索，與朝向生命本質的理解及了悟，那麼您已如

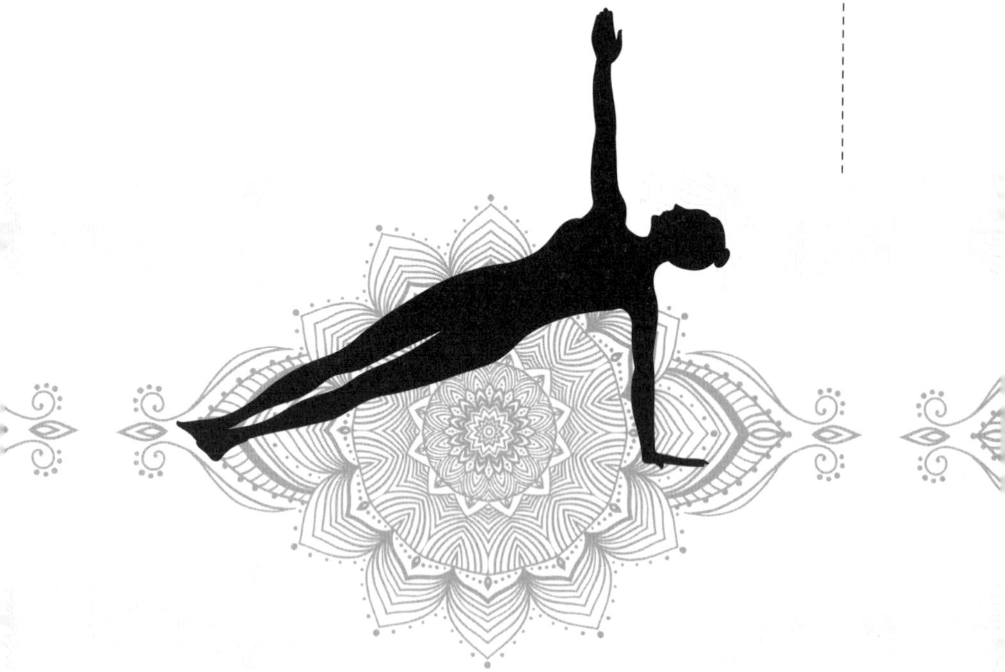

同羅摩王子，進入了靈性覺醒之道。

在這個過程中，我們自然會想要尋覓上師、精神導師或進修課程，以得到更多的答案。如同《哈達瑜伽之光》所言：「若沒有完美上師的恩慈，要放棄感官的享樂，要見到真諦，要達到本我之境，是非常困難的。」（4.9）因此，當我們有緣找到了好老師或指導者的支持、鼓勵和引導，在求知、求道的崎嶇路上，實屬難得。就如同要完成此體位法的動作並不難，難的是單手臂支撐的停留過程。因此，若您已遇到好的瑜伽老師或上師，給予您許多支持力量，請一定要好好珍惜與感恩。

瑜伽墊外的靈性哲思

蟻垤智者（Sage Valmiki）編纂了兩位師生的靈性智慧與教誨之對話，形成了古老的瑜伽經典《瓦西斯塔瑜伽》（*Yoga Vasishta*）和同名派別（另有一說真正作者已不可考）。此經典包含六部書，第一部陳述羅摩對生命本質的理解，與感知人生苦海的挫折，和對物質生活的鄙視。第二部中，則透過羅摩的人格特質，談論求解脫與尋求解脫者的本質。第三、四部則主張解脫之道需藉由靈性生活，努力探索靈性真我，並深究宇宙觀和形而上學。第五部是討論靜坐冥想及其力量可幫助個體得到解脫。第六部則是敘述獲得開悟的羅摩之狀態。這六部經典中的瑜伽知識，被視為可解答所有人在靈性探索上的困惑問題，提升人類心智並幫助人走向解脫一途。兩人的對話圍繞著「不二論吠檀多」（Advaita Vedanta），並探討著外在物質世界之幻相本質，和非二元性論述。

《濕婆本集》中提及：「在許多裝滿水的杯子中，會看到陽光的不同反射，但本質均是相同的。」（1.35）書中又說：「由於幻相之故，而將一條繩索誤認為一條蛇，或將珍珠貝殼誤認為是銀飾，猶如個體認知的宇宙加諸於至上本體宇宙上一般。一旦獲得繩索的知識後，就不會存留蛇的錯誤認知。因此，在擁有靈性知識之後，個體宇宙的幻覺即會消失。」（1.37~38）個體感官認知的物質世界，常被自身頭腦的辨識給受限，以至於感官認知的世界著重於表象、外相、皮相等，加上人無時無刻的起心動念，與物質不間斷地質變或變質的狀態下，而形成「將幻相當成實相」的方式在看待生命，並因無明而容易導致心靈的空虛與空洞。瑜伽的靈性知識傳承之珍貴處，即在於協助個體從幻相解脫，朝向真理究竟之路。

Om Asato Ma Sad Gamaya
Tamaso Ma Jyotir Gamaya
Mrityorma Amritam Gamaya
Om Shantih Shantih Shantih

嗡！讓我們從虛幻走向實相，
讓我們從黑暗走向光明，
讓我們從死亡走向永生。
嗡！和平、和平、和平。

——《廣林奧義書》（*BrihadaranyakaUpanishad,*1.3.28）

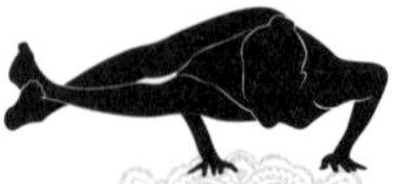

23 阿斯塔瓦卡式 Ashtavakrasana

幾千年前，有一名偉大的靈性上師，名為「阿斯塔瓦卡」（Ashtavakra），他是這世界上最偉大的聖賢之一，對當時的靈性提升造成很大的影響。「ashta」是八的意思，「vakra」是彎曲或變形的意思，「阿斯塔瓦卡」是指一個人的身體有八個地方是畸形的，而這卻是來自他父親的詛咒。

阿斯塔瓦卡的父親卡候拉（Kahola），是一位著名的學者和聖人。當他在對學生講述經典時，阿斯塔瓦卡的母親也會陪伴在旁，所以阿斯塔瓦卡在母親的子宮裡時，就接收到這些知識。有一天，卡候拉在教授吠陀經典時，犯了一個發音上的錯誤。阿斯塔瓦卡，這個未出生的孩子，在母親的子宮裡哈哈大笑。卡候拉因而脾氣失控，並詛咒這個孩子天生身體會有八個地方是畸形的。所以，阿斯塔瓦卡出生時，他的雙腳、雙手、雙膝、胸部和頸部都是彎曲的。

在阿斯塔瓦卡年輕時，曾陪同父親卡候拉參加一場由國王賈納卡（參見16〈弓式〉）舉辦的辯論。

國王賈納卡是一位真理的追求者。在遇到阿斯塔瓦卡之前，賈納卡因為渴望獲得解脫的欲望是如此強烈，便邀請了所有具靈性及道德價值的學者和聖人，聚集在他的宮廷裡辯論。他歡迎他們，善待他們，給他們所需要的，因為他希望自己在某種程度上能得到啟發。

每一天，國王賈納卡都盡快完成他的世俗職責，這樣他才能花時間與這些人進行辯論和討論，從而走上解脫的道路。不同的學者分別掌握了不同靈性經典的知識，他們坐在一起，展開這些偉大的知識辯論，這樣經過了幾天、幾週和幾個月。那時候，他們習慣馬拉松式的辯論，且獲勝者通常會得到豐厚的獎勵，如大量財富或高官職位。雖然參與辯論的這些人不是普通人，卻沒有人能讓賈納卡開悟。

後來，卡候拉應邀參加這樣的辯論，阿斯塔瓦卡也一起去。當這些最優秀的學者正在辯論各種智慧問題、討論許多錯綜複雜的經文時，阿斯塔瓦卡卻站起來說：「這些都是空談。沒有人知道『真我』（Atman）。大家都在談論它，卻沒有一個人，包括我的父親，對真我都一無所知。」

國王賈納卡看看阿斯塔瓦卡，一個身體扭曲成這樣的年輕小子竟然說這種話，便說：「你能夠證明你所說的嗎？否則你連那殘疾的身體都會失去。」

阿斯塔瓦卡回答：「是的！我可以。」

「那你可以教導我什麼？」賈納卡問。

阿斯塔瓦卡說：「假如你想要知道，必須願意完全遵照我的話，這樣我就可以教導你。」

賈納卡欣賞這直率的態度，便說：「是的！你所說的，我都會做到。我不是隨便說說。我真的會這樣做。」

阿斯塔瓦卡說：「我住在森林裡。你到那裡去，到時就會知道我們要做什麼。」接著就離開了。

◈

幾天後，國王賈納卡和他的隨從及士兵，一起到森林裡找阿斯塔瓦卡。當他們走進森林後，霧氣越來越濃。幾個小時後，國王賈納卡與其他人走散了。然而，就在這時，他突然看到阿斯塔瓦卡坐在一棵樹下。

國王賈納卡一看到阿斯塔瓦卡，便立刻要從馬上下來。當他一腳踩在馬鐙上，另一條腿懸在半空中時，阿斯塔瓦卡說：「停在那兒！」

於是，國王賈納卡停在這個絕對不舒服的位置上——一腳在馬鐙上，另一條腿懸空。有人說他停留很久，也有人說只是一會兒。不過，時間長短並不重要。重點是，賈納卡停留在這樣的動作，然後就開悟了……

國王賈納卡跪拜在阿斯塔瓦卡面前，問：「我的王國與宮殿該怎麼辦？這些東西對我再也不重要。我只想坐在你的腳下。請讓我與你一起待在森林的道場裡。」

但阿斯塔瓦卡回答：「現在，你已經知道你的生活無關你的喜惡。你的生活沒有任何需求，因為實際上你本來什麼也沒有。但你的人民值得一位開悟的國王。你必須留下來做他們的國王。」

國王賈納卡雖然不情願，但仍回去他的宮殿，以大智慧治理王國。

在印度，許多聖賢和聖徒都曾經是國王或貴族，卻自願放棄一切去追尋真理。像是釋迦牟尼、耆那教大雄（Mahavira）、巴霍巴利（Bahubali），而賈納卡是開悟的其中之一。

國王賈納卡只要有時間，就會去拜訪阿斯塔瓦卡的道場。道場裡，聚集了一些由阿斯塔瓦卡所教導的僧侶。然而，這些僧侶漸漸地開始討厭賈納卡，因為每當他來了，阿斯塔瓦卡就會馬上放下手邊的事情，並花很多時間在國王身上。

僧侶忌妒他們之間融洽的良好關係，於是開始耳語：「為什麼我們的上師要花這麼多時間給這個人？這個人是國王，他住在宮殿裡，有很多妻子和孩子，有這麼多的財富。看看他走路的樣子，他走路像個國王，再看看他的衣服，看看他戴的飾品。他的靈性呢？我們的上師應該關注這個人嗎？我們來到這裡當僧侶，為了靈性而努力，但他卻忽略了我們。」

阿斯塔瓦卡知道這種感覺在他的僧侶之間滋長，於是做了一個安排。

有一天，當阿斯塔瓦卡坐在大廳裡和僧侶說話，而國王賈納卡也在場時，一名士兵闖了進來。他先向賈納卡鞠躬而不是阿斯塔瓦卡，並著急地說：「國王！宮殿著火了！所有東西都燒起來了。整個王國處於一片混亂。」

國王賈納卡起身，對士兵大吼：「滾出去！你怎麼敢來打擾這個討論真理的時刻？你怎麼敢對我低頭，而不是先對我的上師？離開這裡！」

這名士兵逃出大廳，而國王賈納卡坐了下來，繼續聽阿斯塔瓦卡說話。

幾天後，阿斯塔瓦卡又設計了其他事情。

當所有人坐在大廳裡聽阿斯塔瓦卡開示時，道場的幫手跑進大廳說：「猴子把僧侶們正在晾曬的衣服都拿走，並不斷地用腳踐踏，衣服都被弄亂、弄髒了！」

所有僧侶都擔心衣服會被猴子弄壞，立即起身跑去搶救衣服。但當他們到達曬衣服的地方時，所有衣服都還掛在晾衣繩上，而且沒有半隻猴子。

這時，他們意識到這是怎麼一回事，便低著頭走回去。

阿斯塔瓦卡說：「看！這個人是國王。幾天前，他的宮殿燒了起來。他的王國、所有的財富一直在燃燒，但他關心的是士兵打擾到討論真理的時刻，這是他在意的地方。你們是僧侶，你們什麼也沒有，沒有一座宮殿，沒有妻子，沒有孩子，什麼都沒有。但是，當有人說猴子拿走你們的衣服，你們就跑了。大多數人不會穿你們的衣服，甚至不會拿你們的衣服去做拖把布。那些衣服只有你們穿。但為了那幾塊布，卻沒有人注意到我在說什麼。你們剛才跑出去，是為了那些不值錢的幾塊布。你們不執著嗎？賈納卡才是真正懂得放下的人。他是一個國王，但他才是懂得斷捨離的出家人。你們是僧侶，用別人不會要的東西，卻捨不得放下它。」

瑜伽墊內的心靈體會

有些瑜伽的姿勢看起來很簡單，做起來很難，有一些則相反，看起來很難，做起來其實不會太難。阿斯塔瓦卡式看起來似乎非常困難，但實際上，如果你知道技巧，一個步驟、一個步驟地進入動作，它其實是個簡單的手平衡動作練習，當然它也需要強壯的腹部肌肉。

雖然有些體位法的設計，是為了讓我們在動作上努力，但是阿斯塔瓦卡式是在教導我們要少努力一點。因為這個姿勢需要多一些的知識，也就是要知道如何循序漸進地進入動作。這不是一個要跟它奮戰的姿勢，而是要感覺一種自由感。

我們常常覺得身體的限制會影響我們的動作，或是羨慕別人身體上的優勢，譬如：手長、腳長、身體纖細等等，而能夠完成某些動作。或者在練習時，我們對自己不滿意，也對別人做得比我們更好而產生忌妒。我們似乎都忘記了一開始練習瑜伽的初衷是什麼。

其實每個人都是獨一無二的，都應該尊重自己與他人身體上的極限。每個人生來就有不同的特質。如果瑜伽的練習有一個目的地，為了抵達這個目的地，每個人應該各有自己的節奏和方法。就好像我們要旅行到高雄，有人騎腳踏車、有人騎機車或開車，沿

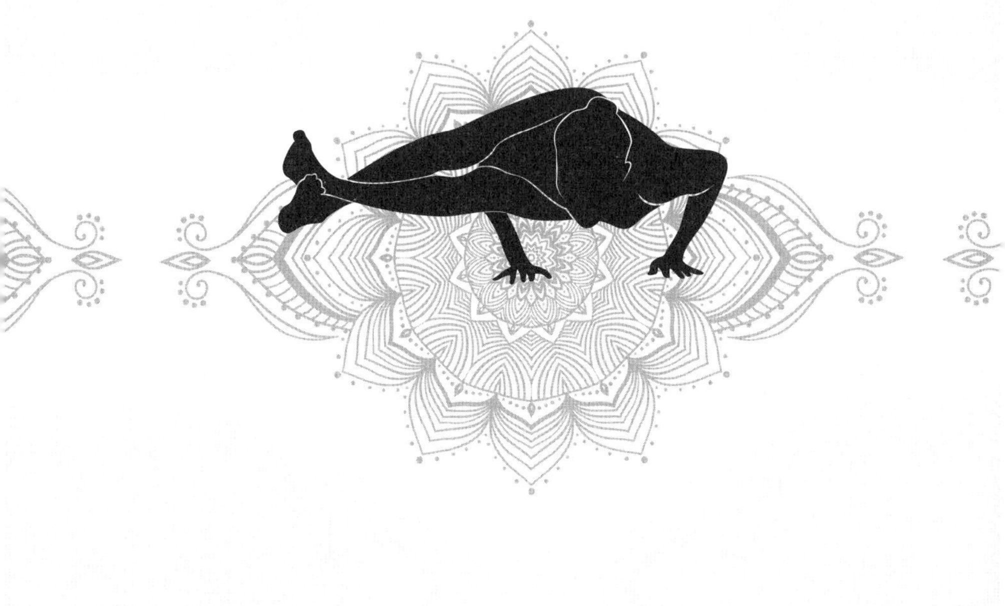

途能放鬆心情、欣賞風景，才是旅行的目的吧。瑜伽的練習也應該是這樣，經驗你的練習過程，不被看起來困難的動作給嚇到，也不因為自己能輕鬆掌握幾個動作，就增長驕傲或我執。保持對練習中所有過程的覺察，沒有批判，只是專注的學習。

阿斯塔瓦卡式並不需要很柔軟或強壯的身體，但需要心的延展力量，讓身體能順勢提起來。柔軟度測量的不僅是肌肉的伸展度，還有你接受挑戰的意願。最重要也最需要延展的肌肉，其實是我們的心。

瑜伽墊外的靈性哲思

誠如阿斯塔瓦卡的故事，父親因孩子的批評而生起傲慢與瞋恨心，我們是不是無法被年紀較輕、涉世未深、你看不起、位階較低，甚至是身體有殘缺的人批評或建議？這說明了人們傾向透過外在表象來判斷人事物，而不是其真正的實質內容。

就如同用肉眼觀察月亮，從初一至十五，月亮的形狀一直在變化著，但其真相本體是不變的。當人的社會價值觀是看外在的物質條件，如金錢、外表、學歷、地位等，個體便容易起分別心而障蔽了事情的真相，無法明辨有可能造成苦與煩惱的來源為何。阿斯塔瓦卡和弟子賈納卡的對話，形成瑜伽的另一部重要經典《阿斯塔瓦卡本集》（*Ashtavakra Samhita*，亦稱《阿斯塔瓦卡歌》（*Ashtavakra Gita*）），書中阿斯塔瓦卡說：「當你心中有任何些許的欲求或悲傷，捨或得，高興或生氣時，這就是束縛。當你心中沒有欲求，也沒有悲傷；沒有捨，也沒有得；沒有高興，也沒有生氣時，這就是解脫（Mukti）。當心靈執著於任何感官的覺受時，就是束縛；當心靈不執著於所有感官的覺受時，就是究竟解脫（Moksa）。當『我』不存在時，此即究竟解脫，當『我』存在時，此即束縛。以此觀之，將可輕易遠離任何捨棄和獲得。」（8.1~4）

故事中的另一種批判來自僧侶。瑜伽的練習與修行，不是向外觀察別人在做什麼，或是做得如何，而是回歸自己的內在。一個人內在的探索和進步，與他在外面的世界做什麼，可以沒有直接關連，反之亦然，如同故事中的僧侶與國王。最重要的是，他的內在是什麼狀態或境界。任何你因外在生活所做的，都只是社交行為，只是讓你自己在生存的情況下感到適宜，符合某種社會意義，但不具靈性意義。你如何安住在內在，才是最重要的。正如同在這個故事裡，阿斯塔瓦卡不因畸形的肢體而受到外在世界的眼光影響，進而禁錮了他靈性的卓越成就。《阿斯塔瓦卡本集》中，阿斯塔瓦卡說：「只要你能安住在覺性意識中，明白自性有別於軀體，當下即是喜樂、和平、免於束縛。」（1.4）

婆羅多族 Bharata

毗濕摩式
Bhishmasana

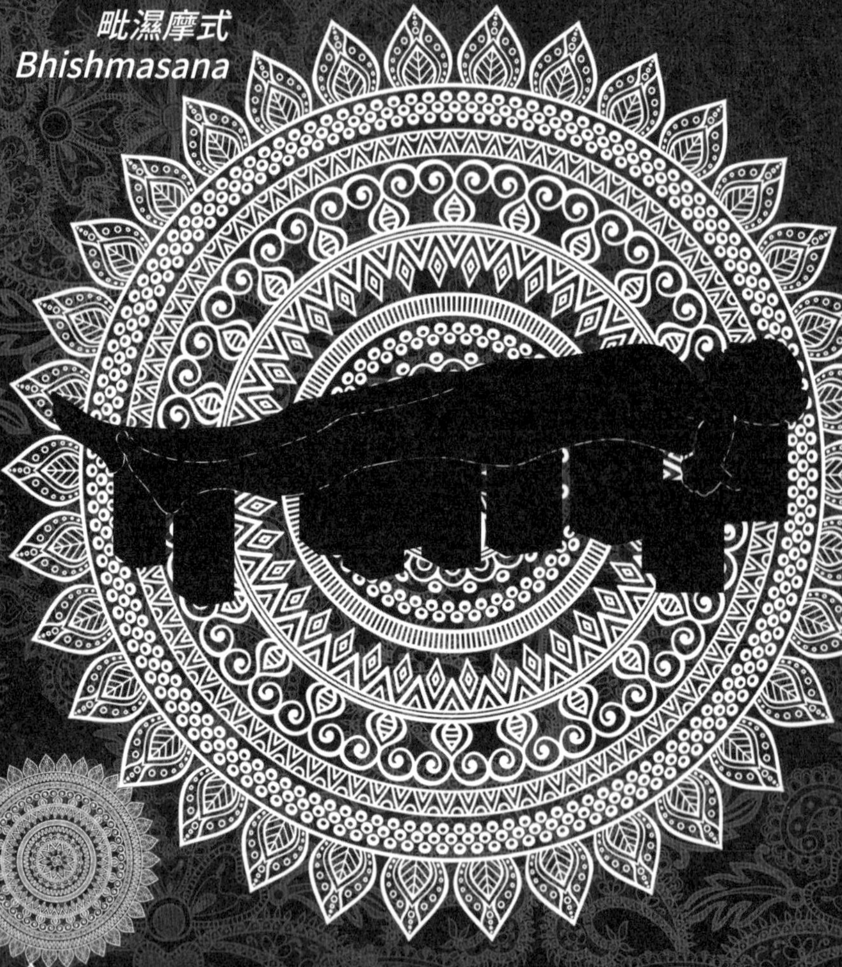

鶴式
Bakasana

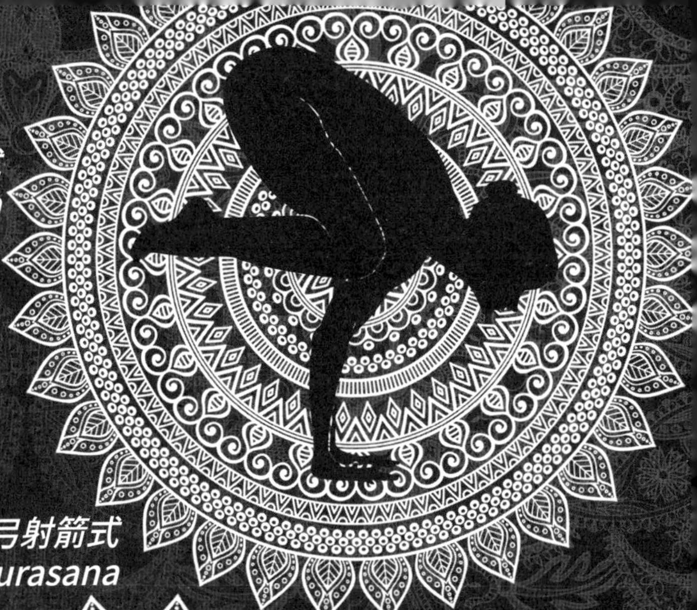

拉弓射箭式
Akarna Dhanurasana

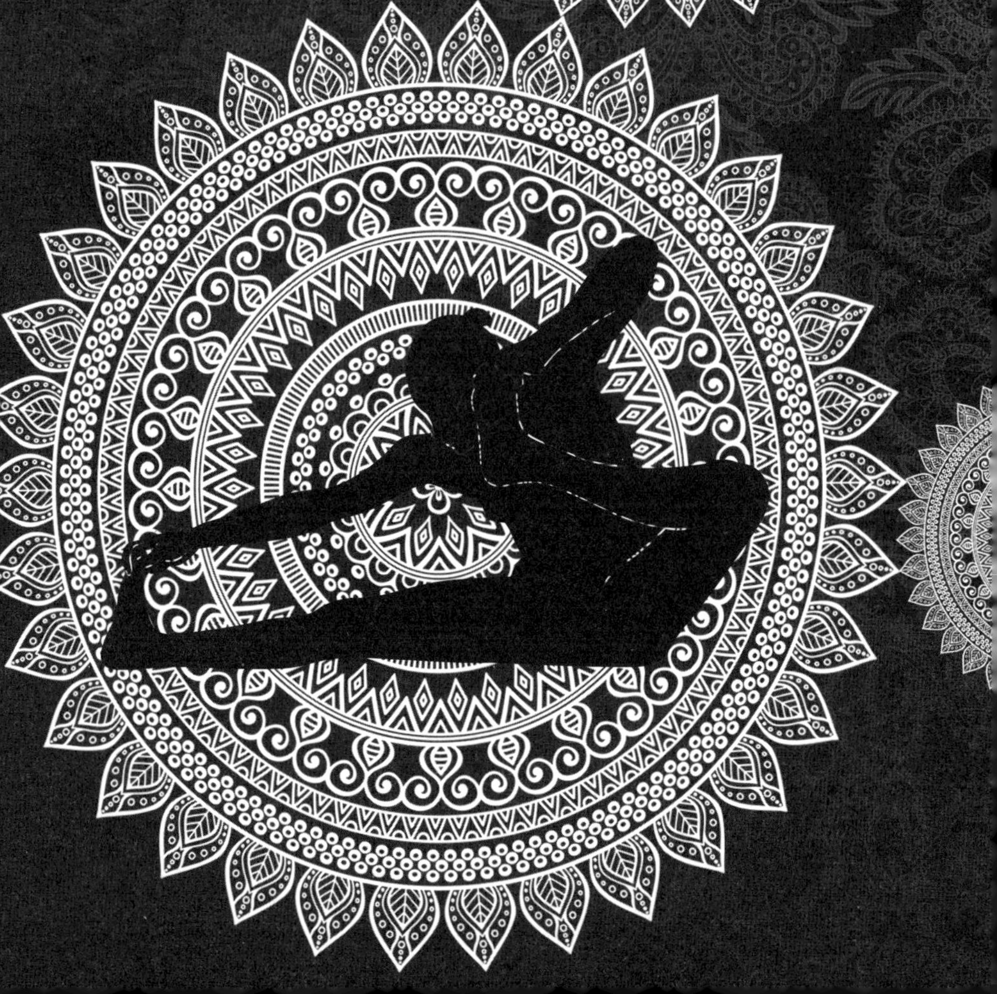

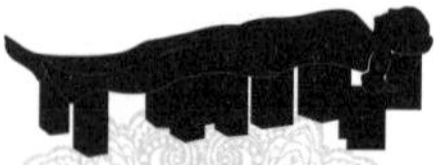

24

毗濕摩式

Bhishmasana

毗濕摩（Bhishma）意指「立下重誓的人」，原名為「兌瓦爾羅塔」（Devavrata），是印度史詩《摩訶婆羅多》中的人物。

其實，毗濕摩原本是一位名叫「特尤斯」（Dyaus）的天神。有一天，特尤斯和七位兄弟帶著他們的妻子下凡來到人間遊玩。其中一位妻子見到一頭母牛帶著小牛在草地上悠閒地吃草，被皮毛閃亮如絲的母牛給深深吸引，而想占為己有。

不過，她的丈夫知道這是聖人瓦西斯塔的母牛（參見〈22瓦西斯塔式〉），便勸她打消這個念頭，但她絲毫不理會，最後透過其他兄弟的幫助，偷走了母牛。

聖人瓦西斯塔發現他的母牛不見了，運用神力掐指一算，就知道是誰偷走了母牛。他詛咒這八位天神都將落到凡間過著痛苦的生活。這八位天神知道瓦西斯塔擁有高強的神力，其詛咒將會成真，便先去請求恆河女神的協助，然後將母牛歸還給瓦西斯塔，請求他的原諒。

然而，聖人瓦西斯塔無法收回詛咒，只能將詛咒減輕為「他們一轉世到人間就會立刻死亡」，靈魂即可回到天上。不過，由於特尤斯是偷牛的主謀，必須留在人間受苦。

美麗的恆河女神為此而下凡與桑塔努王（King Santanu）結婚，並與桑塔努王約法三章：不可以探問她的來歷，也不可以干涉她的行為，否則她將永遠離開他。

恆河女神一共為桑塔努王生了八個兒子，但基於詛咒，前七個兒子都在一出生後，就被恆河女神丟進恆河裡溺死，而能直接回到天界。但桑塔努王受不了愛妻一再讓兒子溺死，便阻止她殺死第八個兒子，也就是毗濕摩，又稱「恆河之子」。

因為桑塔努王干涉了恆河女神的行為，而聖人瓦西斯塔的詛咒也已經成真，恆河女神只好返回恆河。長大後的毗濕摩，順理成章成為王位繼承人。

桑塔努王因為思念愛妻而常常到恆河邊，有一天，他看到一名美艷絕倫的漁家女沙堤瓦蒂（Satyavati），並愛上了她，於是向她父親請求婚配。沙堤瓦蒂的父親開出條件，要求桑塔努王承諾他和沙堤瓦蒂的兒子將來能繼承王位。毗濕摩為了成全父親，發下重誓：放棄王位繼承權；終生獨身，不會有子嗣可繼承王位；同時誓死效忠俱盧族。因此，桑塔努王賜給毗濕摩一個祝福：他可以自由選擇死亡的時間。

沙堤瓦蒂後來生了兩個兒子，齊特拉伽達（Chitrangada）和韋琪陀比耶（Vichitravirya）。齊特拉伽達不幸早逝；毗濕摩為了讓韋琪陀比耶娶親以生下子嗣，便用搶親的方式搶來迦屍國（Kashi）的三位公主。其中，大公主「安巴」（Amba）早有意中人「沙魯瓦王」（Shalva）。毗濕摩在得知此事後，立刻放走了安巴。但沙魯瓦王認為安巴已被他人搶走，可能已失清白，不願再娶她。為此，安巴怨恨著毗濕摩，發下復仇的毒誓後便引火自焚，投胎成為般遮拉國（Panchala）的公主，名叫「詩康荻」（Shikandi）。後來，詩康荻與一個夜叉（Yaka）交換性別，變成男子。在婆羅多族大戰中，他成為般度族軍隊中的一員戰將，一心一意要殺死毗濕摩。

話說回來，韋琪陀比耶未讓兩位妻子懷有子嗣，便過世了。於是，沙堤瓦蒂找來在森林中修練苦行的仙人「毗耶娑」（Vyasa），請求他與韋琪陀比耶的兩位遺孀行房，生下兩個兒子——杜力塔羅斯托（Dhritarashtra）和般度。

杜力塔羅斯托天生眼瞎，因此由般度繼承王位。杜力塔羅斯托生有百子，長子名叫「杜尤丹納」（Duryodhana）。般度生有五子，長子名叫「尤帝士提爾」（Yudhisthira，見〈25鶴式〉）。這便是婆羅多族的兩支後裔，前者為「俱盧族」（Kaurava），後者為「般度族」。

不久後，般度過世了，但因兩支後裔均還幼小，便由眼盲的杜力塔羅斯托代為執政。

般度的長子尤帝士提爾成年後，原本應該是正統的王位繼承人，但杜尤丹納心有不甘，企圖接下王位。於是，他奸詐的叔叔「沙庫尼」（Shakuni）設計了一連串的詭計，要幫他害死般度族。這些詭計讓般度五子忍無可忍，終究爆發了婆羅多族大戰。

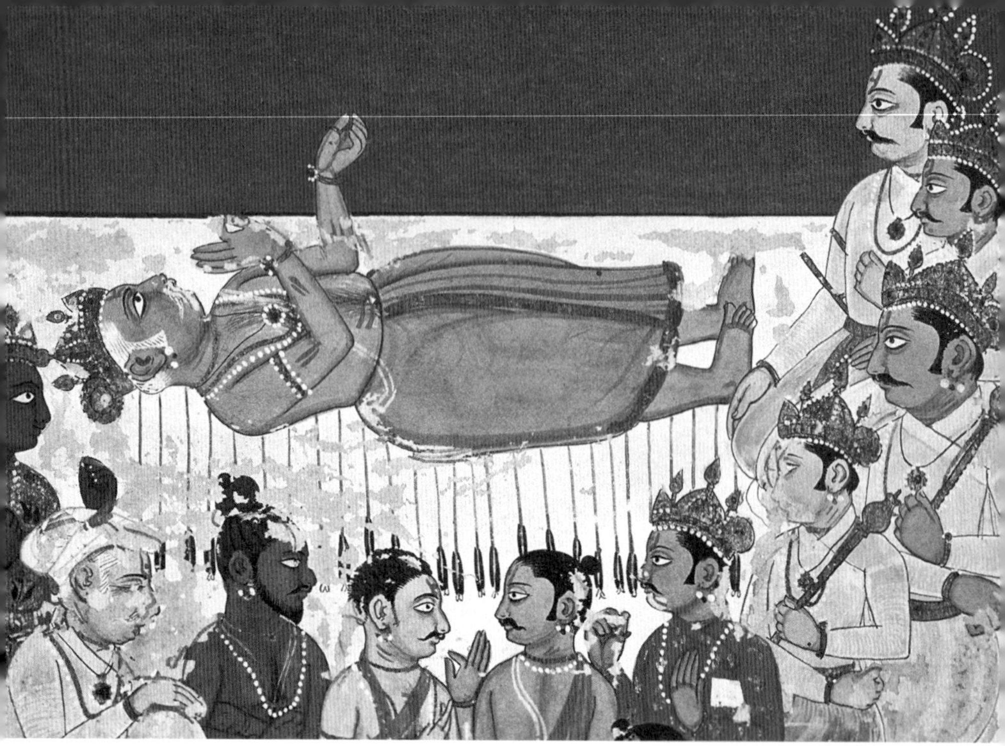

▲眾人圍著躺在箭床上的毗濕摩。（年代：18 世紀印度細密畫）

毗濕摩因經過多年的修練，再加上來自父親的不死祝福，而擁有無限的戰力和智慧。後來，以尤帝士提爾為首的般度族，與以杜尤丹納為首的俱盧族發生戰爭，身為伯祖父的毗濕摩受到「誓死效忠俱盧族」的誓言束縛，必須站在杜尤丹納這邊，並擔任俱盧族的統帥，這讓俱盧族在大戰初期占有上風。不過，毗濕摩的內心很痛苦，因為他深愛般度五子，不想看到他們死在戰場上。

在婆羅多族大戰來到第九天

的夜晚，般度五子和軍師奎師那，決定直接向毗濕摩請教殺死他本人的辦法。毗濕摩提點他們，可以躲在已變成男身的詩康荻後面殺死他，因為毗濕摩認定詩康荻是女子，而他的原則是不與女子交戰。

隔天，俱盧族和般度族又經過一天的血腥廝殺。黃昏時分，般度五子中的阿周那躲在詩康荻身後，不斷用箭射向毗濕摩。毗濕摩沒有還手，最後全身被射滿了箭而不支倒地，如同躺在用箭撐起的箭床上。

這時，雙方停止戰鬥，聚集在大家長毗濕摩的身邊。瀕臨死亡的毗濕摩無力地倒掛著頭，卻拒絕大家用枕頭幫他墊起頭部，反而叫阿周那再射出三支箭，以便撐起他的頭。毗濕摩躺在箭床上，奄奄一息地勸說俱盧族與般度族的子嗣應該和解。

但杜尤丹納不肯聽毗濕摩的遺言，戰爭仍然持續了下去。最後，婆羅多族大戰歷經十八天正式結束，由尤帝士提爾所領導的般度族打了勝仗。而毗濕摩集中生命力呼吸，等待到第五十八個晚上，選擇在冬至這個吉祥的時刻，離開他在箭床上的身體。

在一般瑜伽課的最後，我們會練習攤屍式。而這個毗濕摩式，是模仿毗濕摩被阿周那的箭所射傷，所以在頭、背、臀部、雙手、雙腳都放了瑜伽磚，身體根本動彈不得。我們在做攤屍式時動一動，不會有影響，但若是在毗濕摩式裡動一動，可能就會因為不穩定而掉下來，所以比攤屍式更困難。

我們在墊內的練習就如同生活。有時生活讓你忙得不可開交，像是流動的瑜伽練習，一個又一個動作接個不停。有時生活壓力讓你感到無法呼吸和無法動彈，如同毗濕摩式一樣。你能夠在這樣的緊繃之下，順暢呼吸和放下嗎？佛說，握緊拳頭，你的手裡是空的；張開手掌，你擁有

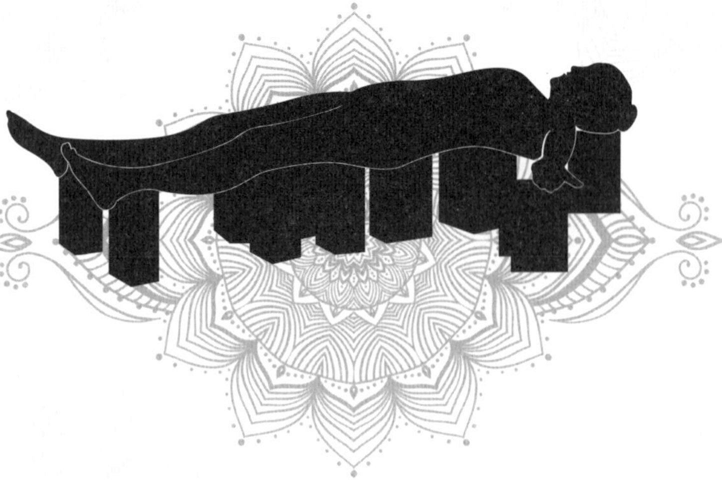

全世界。學會了放下，也就學會了擁有。我們以為自己能改變後果，但事實上，我們只能做該做的，剩下的就是臣服和把自己交出去。

毗濕摩經常被認為是奉獻和犧牲的絕佳例子。他的名字對他來說是一個榮譽，因為這意謂他實踐了嚴厲的誓言，始終保持獨身生活。他從來沒有表現出不必要的激情和憤怒，堅毅的性格使他成為真正的武士，也成為真理和義務的象徵。不幸的是，像毗濕摩這樣的人，在誓言的束縛下，生活中充滿了孤獨、矛盾、沮喪和悲傷。也許這正是聖人瓦西斯塔的詛咒，讓毗濕摩注定要痛苦到最後一刻，甚至連死亡過程也非常痛苦。但是，他所擁有的堅強品格，讓他從不迴避自己的職責，也永遠不會停止愛他所親愛的人。

在史詩《摩訶婆羅多》中，毗濕摩的死亡是不可避免的。他的特殊背景、血脈關係和自願透露如何殺死自己的方法，帶領他到最後的處境。對我們來說，是什麼把我們帶到當下所活的這一刻？如果死亡將是我們最後的瑜伽練習，我們如何讓它成為此生的高潮落幕？如果我們能選擇死亡的時刻和情況，那會是什麼狀況？誰會陪伴我們謝幕？毗濕摩因前世偷竊而遭致詛咒，因誓言而禁錮了生活，因權力鬥爭而被迫親情選邊站，導致他的人生似乎成為一種譴責。但他仍在最終時刻，以敵對雙方的共同長者身分，進行超越仇恨與人性的說法開示。

生活像是箭一般射向我們。佛陀提及，人的生命是苦，是源自其本身的性質。我們會慢慢變老、會生病，而且快樂的經驗不會持續。這些現實是第一支箭。而當我們以悲傷、痛苦、抱怨和後悔來回應時，或者想要緊緊抓住終會結束的快樂，就像第二支箭射向自己。我們不能避免第一支箭，但可以透過學習活在當下，和面對不舒服環境時不起反應，來避免第二支箭。帕坦伽利的《瑜伽經》告訴我們：「未來的痛苦可以避免。」（Heyam dukkham anagatam.〔2.16〕）毗濕摩透過平靜地接受傷口，來闡釋了這一原則。雖然身體痛苦，但他用所剩無幾的時間安慰並教導他的家人和學生——而他們正是用箭射入他身體的人。接下來，生活還是會像箭一般地射向你，你能是毗濕摩嗎？

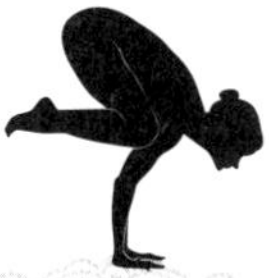

25 鶴式 Bakasana

鶴式體位法的故事，擷取於史詩《摩訶婆羅多》第三篇〈森林篇〉（310~324）。死神閻摩以鶴（Baka）的守護者形象出現，向尤帝士提爾問許多有關道德、宗教、哲學等問題，也就是著名的「正義之鶴」（Yaksha Prashna）的故事。

森林中，隱居著從王子身分被放逐長達十二年的般度五子，分別為尤帝士提爾、畢瑪、阿周那，還有雙胞胎兄弟「納庫拉」（Nakula）和「薩哈戴瓦」（Sahadeva）。大哥尤帝士提爾的性格最沉穩、嚴謹及剛直。

有一天，兄弟們狩獵時追逐著一頭鹿，途中，大哥尤帝士提爾感到疲累和口渴而停下來休息。納庫拉主動說要去找水，並在不遠處發現一座美麗的湖。但是，他沒看到任何動物，只有一隻巨鶴肅靜地佇立在湖邊。

正當納庫拉要取水時，巨鶴說話了：「我是湖的守護者，你若沒有通過我的允許和考驗而自行用水，湖水會變成毒水！」

納庫拉看了看清澈透亮的湖水，想了想口渴的兄弟，瞧了瞧不具威脅性的巨鶴，便不加理會地取了水並直接喝一大口，不一會兒，他竟倒在岸邊，中毒身亡。

納庫拉的雙胞胎兄弟薩哈戴瓦跑來找人，看到已死的兄弟，因為不相信巨鶴的說詞，也故意飲用了湖水，隨後亦一命嗚呼。

英勇的阿周那和強壯的畢瑪受到大哥的指示，一一前來尋找兄弟，但都躲不過同樣的命運。

等不到任何回音的尤帝士提爾，最後只得親自前往查看，並循著足跡來到了湖邊。他發現兄弟們個個都躺在地上，已無生命跡象，感到悲慟且納悶不已。當他正想取一口湖水來解渴時，突然從空中傳來一個聲音說：「你先回答我的問題，只有通過測試，才有資格飲用湖水，否則你便會像他們一般，因喝飲湖水而死去。」

處變不驚的尤帝士提爾心裡已有底，於是冷靜下來說：「你問吧！不過請你先現身。」

原來發聲者是一隻巨鶴。尤帝士提爾耐住性子，聚精會神地解出巨鶴提出的一道道問題。

巨鶴：「誰造就日出？伴隨著日出的是什麼？誰使它日落？從中生成何物？」

尤帝士提爾：「梵天創造了日出。眾天神追隨著他。自然法則造就它的日落，而真理應孕而生。」

巨鶴：「如何能使人得到學問？如何能使人成就偉大？何種是次等成就？如何能得到聰明才智？」

尤帝士提爾：「研讀古老經典可使人得到學問。藉由苦行的修行者可獲得大成就。有聰明才智之人只能算在次等地位。透過服務長者前輩才能得智慧。」

……

巨鶴：「什麼比大地本身還重？什麼比天還高？什麼比風還快？什麼的數量比草還多？」

尤帝士提爾：「母親比大地還重，父親比天還高，心念比風還快，念頭比草還多。」

巨鶴：「什麼睡覺時不需閉眼睛？什麼在出生前均不動？什麼是沒有心？什麼靠自身推動力即可上漲？」

尤帝士提爾：「魚睡覺時不需閉眼睛。雞蛋出生前均不動。石頭沒有心。河流靠自身推動力能上漲。」

巨鶴：「誰是被放逐者的朋友？誰是一家之主的朋友？誰是受病痛者的朋友？誰是即將死去之人的朋友？」

尤帝士提爾：「在遙遠土地上的朋友，是被放逐者的同伴。一家之主的朋友是他妻子。病痛者的朋友是醫生。即將死去之人的朋友是慈悲。」

……

巨鶴：「最值得誇讚的事是什麼？最有價值的財產是什麼？最好的獲利是什麼？最好的快樂狀態是什麼？」

尤帝士提爾：「最值得誇讚的事是純熟技能。最有價值的財產是知識。最好的獲利是健康。最好的快樂狀態是知足。」

……

巨鶴：「捨棄什麼可受人喜愛？捨棄什麼不會使人後悔？捨棄什麼能使人富足？捨棄什麼能使人獲得快樂？」

尤帝士提爾：「捨棄傲慢，可成受人喜愛之人。捨棄憤怒，不會讓人後悔。捨棄欲望，會使人成為富足。捨棄貪婪，就會得到快樂。」

……

巨鶴：「被認定的苦行生活之指標是什麼？什麼是真正的束縛？什麼構成寬恕？什麼是羞恥心？」

尤帝士提爾：「安住在自己的宗教活動中，被視為奉行苦行。一切真正的束縛，來自於心靈的束縛。寬恕是包容憎恨。有羞恥心會讓人遠離所有不足取的行為。」

巨鶴：「什麼是知識？什麼是寧靜？什麼是慈悲的元素？什麼是簡單？」

尤帝士提爾：「真實不虛的知識源自神性。真正的寧靜來自內心。慈悲的元素是祝福萬物喜樂。簡單則是內心的靜默。」

巨鶴：「什麼樣的敵人是難以攻克的？什麼疾病是無法治癒的？什麼樣的人是正直和不正直？」

尤帝士提爾：「生氣是無法征服的敵人。貪求形成不治之症。正直的人冀求眾生幸福，不正直的人是無情之人。」

巨鶴：「什麼是耐心？」

尤帝士提爾：「真正的耐心，在於能征服所有感官。」
巨鶴：「什麼是真正的齋戒洗禮？」
尤帝士提爾：「真正為齋戒而做的沐浴，是洗滌心靈所有的雜質。」
巨鶴：「什麼是欲望的來源？」
尤帝士提爾：「欲望源自擁有的對象。」
……
一直立於湖心的巨鶴，又問了四個深具人生意義的問題，並允諾若尤帝士提爾能回答的話，就讓他的一位兄弟復活。
巨鶴：「什麼樣的人是真正快樂的？什麼是最令人難以置信的事？什麼是人生的道路？什麼是最新的消息？」
尤帝士提爾：「真正快樂的人，每日在家親自下廚煮蔬食，沒有債務，也不需遠離家鄉。」
「最令人難以置信的事，是日復一日，無數眾生正邁向死神處，然而他們寧可將真相拋諸腦後，而認為自己能永遠一直活下去。」
「只憑爭辯無法獲得確定的結論，因為每個人的聽聞均不同，甚至每位聖人的見解也不全然被所有人接受，所有宗教和職責的真相隱藏在洞穴中，因此唯一的人生道路是跟隨著偉人的足跡走。」

「這個充滿無明的世界就好比油鍋。太陽是火，日以繼夜是燃料，季節不斷交替是湯勺，而時間本身則是主廚，他正用這些工具煎熬著處在油鍋中的眾生。這便是物質世界的真相，也是每日的最新消息。」

……

巨鶴一共問了一百二十四個關於宗教、哲學及形而上學的問題。

巨鶴十分滿意尤帝士提爾的精妙解答，他說：「王啊，現在你可以從弟弟當中挑選一個讓他復活。」尤帝士提爾稍稍沉思後，便選了納庫拉。巨鶴驚訝地問：「為什麼你不選畢瑪或阿周那？他們是你同一個母親所生的啊！」

尤帝士提爾說：「人若放棄品德，就會迷失自己。最高的品德是永遠不要帶給別人痛苦（即不傷害、非暴力）。我選擇四弟，如此一來，我母親和二娘都有兒子活著，所造成的傷害是最輕微的。」

巨鶴說：「王啊！你真正體現了非暴力的精神，超越了一己的私利和悲樂，所以，我願意赦免你的四個弟弟。」

尤帝士提爾因為正見及正念，成了最大的贏家。後來，巨鶴更應他的請求而揭露自己真正的身分。原來，這巨鶴是死神閻摩的化身。

瑜伽墊內的心靈體會

在這個結合肌耐力與平衡感、力與美的體位法中，全身重量幾乎集中於兩條細長的手臂上，要能展現如優雅的鶴般，「如如不動」於動作停留上，並非只是臂力與技巧的練習而已，絕對需要搭配一顆「止於一念」的心。

偏偏最難調伏的，正是心。

一生中，我們均處於自覺或不自

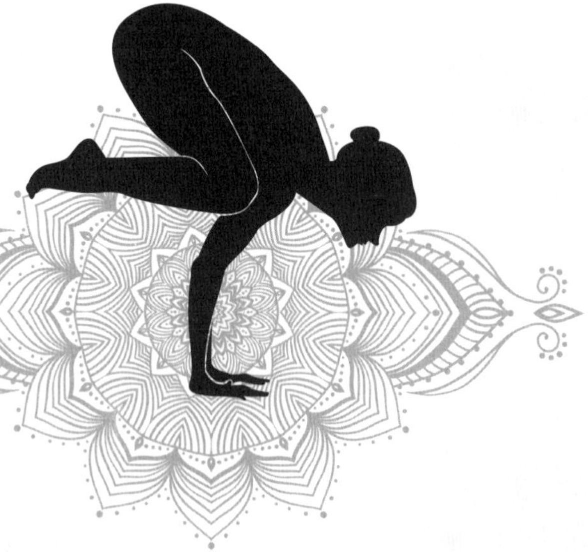

覺的起心動念中，而影響著每時每刻不斷變動的狀態。

鶴式可協助我們藉由動作的完成，而達到感官的協調及整合，進而平伏驛動的心。在墊內練習時，建議將眼睛凝視於地面某一點，心念亦專注於同一點上，慢慢地進入止於一念的停留。初期是在墊內的數秒或數分鐘的止於一念，藉由持續不斷的練習，慢慢延伸至墊外的生活中。真正的瑜伽人是於墊內與墊外皆在修心。

瑜伽墊外的靈性哲思

日常生活中，難免會遇到立場不同的人，如婆媳、老闆、員工，或學校、商場、職場的競爭對手等。這個故事提醒我們可先拋下成見、個人情緒，或願意先尊重對方的想法後，再多加思考。在互動中多一些同理心或將心比心，不但可減少不必要的衝突與對立，也可從中學習到或激發出更多的正向可能性和智慧增長，這才是雙贏的局面。

如同「我的心」組成「悟」一字。小則悟到「境隨心轉」，大則悟「道」、宇宙究竟真理。就如同故事中兩方的問與答，雖然源自至少兩千八百年前的史詩摘錄，卻仍然值得現代人細細地閱讀與咀嚼。

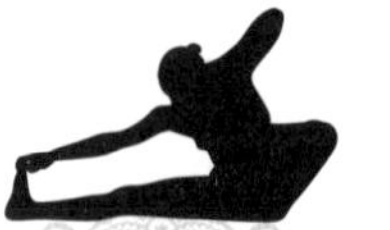

26 拉弓射箭式

Akarna Dhanurasana

一個陽光明媚的早晨，一群年輕的男孩帶著他們的弓箭聚集在一起。他們是般度五子和俱盧族的一百個兒子。由於雙方都是堂兄弟，並有著爭奪未來王位之野心（詳見〈24毗濕摩式〉），打從孩提時代，彼此間就存在著對立與競爭。

這天，他們的共同導師和軍事專家朵那舉辦一場比賽，想要測試他們專注的能力。朵那在小溪對岸的樹上，設置了一隻木頭小鳥，並告訴這些男孩：「今天我想看看你們誰能把箭射過河，並擊中那隻木鳥的眼睛。」

那隻木鳥從他們所站的位置看起來非常微小，但男孩們都相信自己能通過老師的測試。心想，他們以前都能捕獵很大的動物，這隻不動的小木鳥怎麼能稱為挑戰呢？每個年輕王子都迫切地等待朵那叫他們的名字，想要好好表現一番。

第一個被叫出去的，是般度五子的大哥——尤帝士提爾。他開始拉緊弓弦。

朵那問：「你能清楚看見那隻鳥嗎？告訴我，你看到的所有東西。」

尤帝士提爾說：「我看到木鳥、樹枝和樹。我看到移動的葉子，有更多的小鳥坐在同一棵樹上。我看到流水、草地、其他樹木、天空……」說完後，他等待著老師的射擊命令。

但朵那說：「放下你的弓回去吧！尤帝士提爾，你打不到木鳥的眼睛。」

尤帝士提爾雖然有些困惑，還是默默地走回兄弟那裡，沒有提出問題。

朵那叫下一個男孩向前，並提了同樣的問題，要他說出看到的一切。再一次，這個男孩被告知把弓收起來。接下來的男孩都是以相同的模式結束，直到最後，朵那叫了阿周那。阿周那是朵那最愛的學生之一，朵那給了他一個會心的微笑。

年輕的王子阿周那走出來，拿起弓，擺好箭並拉緊弦。

「阿周那，告訴我你看到什麼？」朵那問。

「我只看到木鳥的眼睛！」阿周那回答時，眼睛眨也不眨。

他的老師繼續問：「你能看到樹和天空嗎？或是樹枝上坐著的那隻鳥呢？」

「不，老師，我只看到眼睛，別無其他！」阿周那說，他持續拉著弓箭等待，並維持堅定的目光。

朵那很滿意他的回答並看了一下其他男孩，男孩們緘默地頻頻點頭，因為他們明白了今天所要學習的功課。朵那很開心，因為他最喜歡的學生之一能夠通過他的測試。於是他下達指令：「射擊！」

隨著響亮的聲音，箭頭直入木鳥的眼睛。當所有男孩驚訝地看著阿周那的同時，砰的一聲！小鳥落下。

過了一會兒，朵那拍拍阿周那的背，說：「年輕的王子們，現在你們知道也看到了，這就是專注的力量！」

◀專注射箭的阿周那。（繪者：S. Rajam）

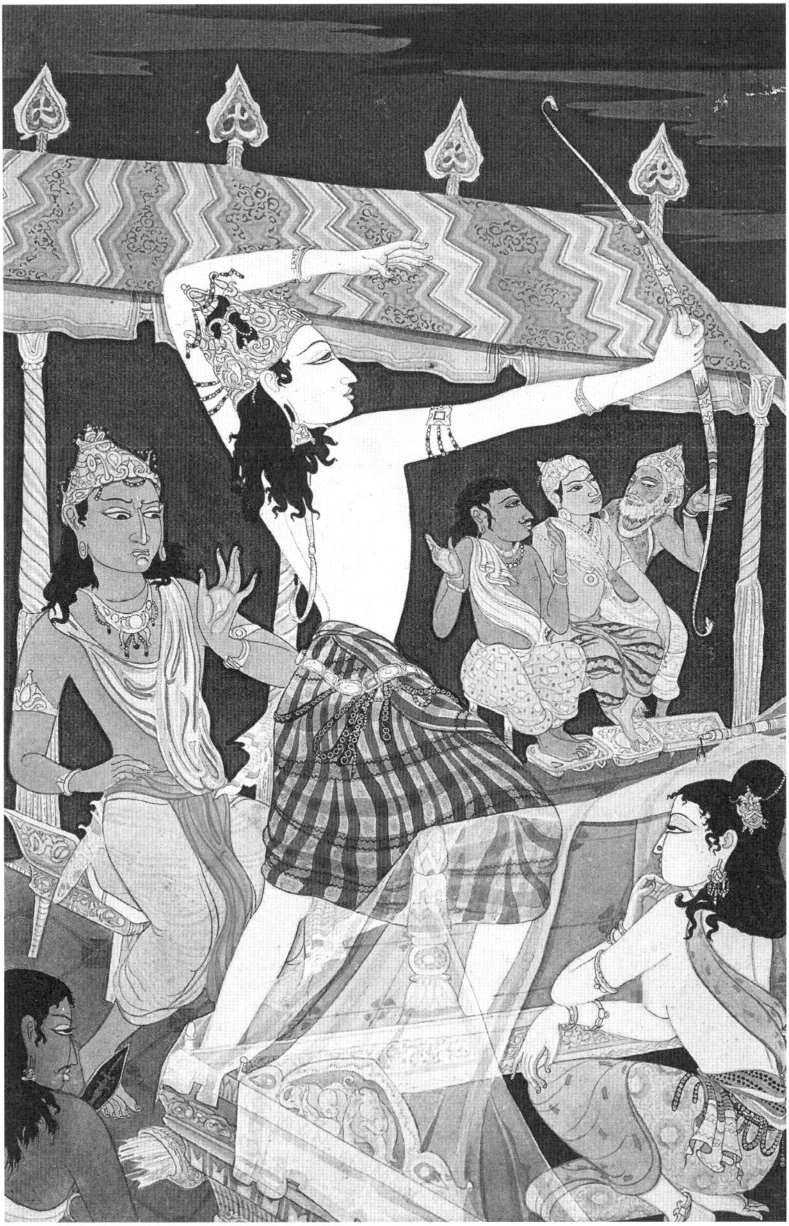

此體位法是將身體模擬成拉著弓，蓄勢待發地欲將箭射出的樣子。在正式的射箭比賽中，幾秒內能否箭中紅心，端看練習數年或數十年的功夫於當下展現實力。看似容易的體位法，實際上是融合了幾大體位法的元素於一，如貼地打直的腳之延展度，被抬起的腳之髖關節柔軟度，上方手臂的肌耐力，和被拱起的大腿之肌力等，以至於有時會顧此失彼地無法定位好身體。若為了想盡量呈現完美的拉弓弧度，念頭容易淪於手腳的定位調整，而非專注於前方的「紅心」目標。

每個人都有無限可能的內在能量，待我們去利用、轉化及運用，但那需要經年

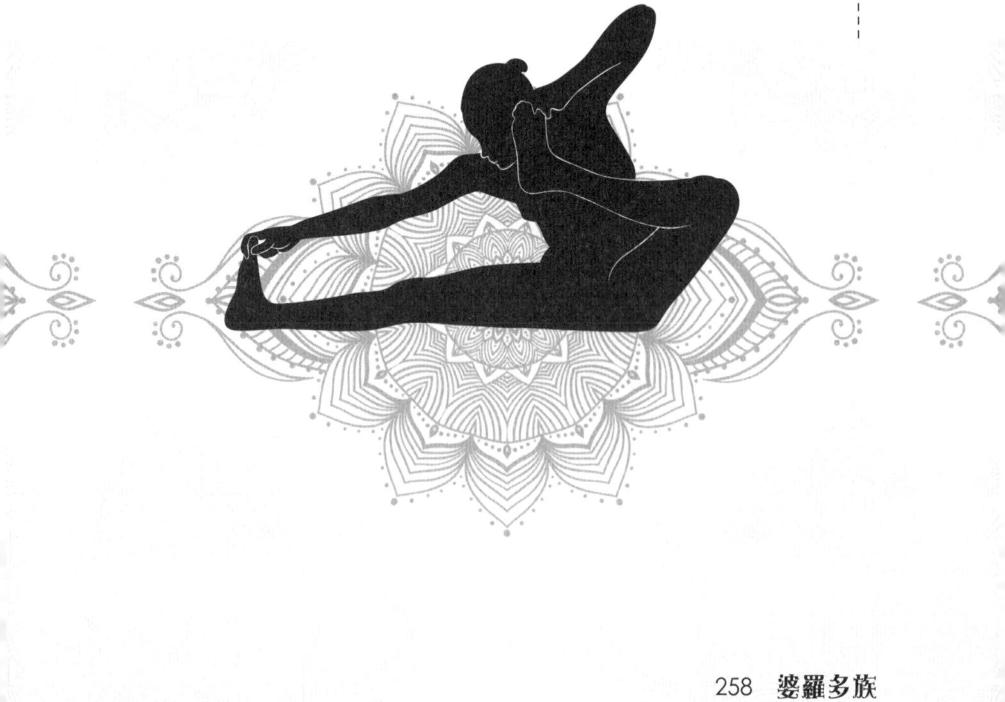

累月的學習與努力。這過程有時不容易，甚至困難重重，需要一直去調整、修正，甚至重新定位，才能有所進步。但在過程中，別忘了自己設定的目標，專注於此一志向目標，才不會模糊或走偏了自己的人生定位。切記，人生無法重來。

瑜伽墊外的靈性哲思

為何要練瑜伽、學瑜伽？相信每個人都會疑惑，並想探索此生的意義為何。人雖然不敵老病死之必然過程，但生命意義不會只是物質層面的終其一生。一旦個體靈性覺醒的契機成熟，經過蛻變洗禮後，體認到真愛與真理，延續了生命價值與意義傳承，了悟到真我實相與朝向解脫之道，即不虛此生。而瑜伽是一門可協助我們理解及了悟生命課題的靈性工具，是幫助我們通往究竟真理大門的鑰匙。

以下透過《阿闥婆吠陀・曼達卡奧義書》（*Atharva Veda, Mundaka Upanishad*）詩詞般的原經文，與您分享瑜伽修練之超然意義，和靈性修持之精髓。

把持好如弓的奧義書智慧，
求道者用冥想磨利箭頭，心念如箭，對準目標。
完全專注於拉弓上，並射中目標。
喔，吾友，亙古不變的永恆真理，即是目標。

——《曼達卡》（2.2.3）

ॐ（OM）是弓，
真我（Atman）是箭，
梵（Brahman）是目標，
準確地瞄準後，就如弓箭與目標合而為一。

——《曼達卡》（2.2.4）

筆者黃蓉的印度上師在靜坐課中曾教導，在內觀中先思索「誰是我」、「我是誰」的問題，並要我們即使在日常的行住坐臥間，都要保持覺察，關照「誰」在生起喜、怒、哀、樂、貪、嗔、癡等心念。那麼，頭腦的我會越來越少，內在真我將會越來越越彰顯。

印度聖哲拉馬納・馬哈希（Ramana Maharshi, 1879~1950）提及，要讓人明白自性的首要法門便是智慧之路，即是以「我是誰」為形式的自我參問。印度女瑜伽士阿南達瑪依・瑪（Anandamayi Ma,1896~1982）的一則教導說：「常自問『誰是我？』你終將找到答案。看看一棵樹，它從一粒種子長成一棵大樹；這粒種子只是眾多種子裡的一粒，而所有種子都依序長成大樹。沒有兩顆水果長得一樣。然而，一樣的生命力在樹上的每一處跳動著。就如同真我的無所不在。」祝福瑜伽有緣人因內在種下一粒瑜伽種子，終將長成智慧大樹，得到究竟真理的美好果實。

印度偉大的上師阿迪・商羯羅（Sri Adi Shankaracharya, 788~820）亦是濕婆的信奉者。他著名的〈涅槃六頌〉或〈真我六頌〉（Nirvana Shatakam, or Atman Shatakam），在本書最後，分享給各位瑜伽有緣人。

Nirvana Shatakam

Mano buddhyahankara chittani naham
Na cha shrotra jihve na cha ghrana netre
Na cha vyoma bhumir na tejo na vayuhu
Chidananda rupah Sivoham Sivoham

Na cha prana sangho na vai pancha vayuhu
Na va sapta dhatur na va pancha koshaha
Na vak pani padau na chopastha payoo
Chidananda rupah Sivoham Sivoham

Na me dvesha ragau na me lobha mohau
Mado naiva me naiva matsarya bhavah
Na dharmo na chartho na kamo na mokshah
Chidananda rupah Sivoham Sivoham

Na punyam na papam na saukhyam na dukham
Na mantro na tirtham na veda na yagnaha
Aham bhojanam naiva bhojyam na bhokta
Chidananda rupah Sivoham Sivoham

Na me mrutyu shanka na me jati bhedah
Pita naiva me naiva mata na janma
Na bandhur na mitram gurur naiva shishyah
Chidananda rupah Sivoham Sivoham

Aham nirvikalpo nirakara rupo
Vibhur vyapya sarvatra sarvendriyanam
Sada me samatvam na muktir na bandhah
Chidananda rupah Sivoham Sivoham

涅槃六頌

我不是心、理智、自我（我執）和記憶；我不是耳朵、舌頭、鼻子、眼睛；我不是天空、大地、火／光，也不是風；我是極樂和純然的意識。我是濕婆（純意識），我是濕婆（純意識）！

我不是宇宙生命能量，不是身體內的五種氣，不是構成身體的七種物質，不是五個身體層，不是說話器官、手、腳，也不是生殖器官或排泄器官，我是極樂和純然的意識。我是濕婆（純意識），我是濕婆（純意識）！

我沒有憎恨也沒有喜歡，沒有貪婪也沒有迷惑；我不自大也不忌妒；我沒有責任義務也不需要財富，沒有欲望也不用解脫；我是極樂和純然的意識。我是濕婆（純意識），我是濕婆（純意識）！

我沒有道德或罪惡，也沒有快樂或痛苦；我不需要咒語，不需要去聖地朝聖，不需要吠陀經，也不需要火供儀式。我既不是享樂本身，不是享樂的對象，也不是享樂的人。我是極樂和純然的意識。我是濕婆（純意識），我是濕婆（純意識）！

我沒有恐懼死亡，也沒有階級種姓；我沒有父親也沒有母親，我從未出生；我沒有親戚也沒有朋友，沒有上師也沒有弟子；我是極樂和純然的意識。我是濕婆（純意識），我是濕婆（純意識）！

我沒有任何二元性，也沒有任何形態或形式；我無所不在並遍及所有的感官；我總是處之泰然，沒有解脫也沒有束縛；我是純然的意識和極樂。我是濕婆（純意識），我是濕婆（純意識）！

後記

用下一個七年繼續學習

本書自二〇一七年三月初版後已再版數次又售罄，感謝橡實出版社的推動，於二〇二四年再版！雖然只有增修少許內文，仍體現出版社與筆者想要呈現更好的出版品給讀者。這七年來，我聽到很多瑜伽老師推薦此書給同學，或同學間口碑介紹，甚至也聽到有老師藉本書作為上課教材等，讓筆者感到非常欣慰。因我的認真寫、你的用心讀，即使只是因為書中的一句話而讓人受用或起心得發想而受益，這都是不可思議的你、我、先師們的跨時空瑜伽連結，與古今思想交織、激盪！

新生兒從第一天誕生到此娑婆世界，經過七年，上小學一年級的他，身心已是儼然不同的個體。國一生在經過七年後，身心則全然蛻變地進入大學，或即將摸索新階段的社會生活。七年的時間，也能讓一位花樣年華的純真女性，成為一手牽幼兒、一手拉菜籃車、還挺著大肚子的堅毅成熟孕婦。

你呢？

這也是筆者想藉本書讓瑜伽人去延伸思考的。

瑜伽到底在學什麼？你我在學什麼瑜伽呢？

若本書能因其中一句話、一段引用經文，能發揮醍醐灌頂的作用，或許你的下一段七年或七天的瑜伽學習、練習方向，能讓你的身心甚至於靈性，得到某種轉化，或蛻變，或昇華，體現學瑜伽的價值。

人只能被不可逆轉的生命洪流推往未知方向。即使小六畢業生知道自己即將上國一，但進到新學校、新座位，一切仍是未知！只有學習再學習、退步再繼續練習、進步再繼續精進而已，處在原地也應是為了跳躍前的深蹲做準備，或帶著覺性的處在當下。

我們來到這一世的「地球國中」也是如此！

頭腦已知的世間知識，或許AI人工智慧即將取而代之。但幾千年來靈性瑜伽所傳承的探索絕對真理之道，小我開悟與解脫之法，絕非任何物質界可替代！瑜伽值得你我用下一個七年繼續學習、練習、再學習。

OM ~ Shantih Shantih Shantih ~

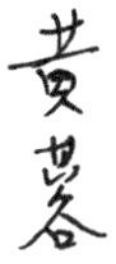
合十　二〇二四年六月

透過瑜伽獲得幸福與自由

從二〇一七年出版此書到現在，竟然已經七個年頭！從這次重新修訂此書，到寫這個後記，彷彿也閱讀了自己在這七年間的變化：透過這本書在臺灣各城市分享將近三十個研習課程，包含與書相關的體位法背後的神話故事、印度史詩、瑜伽哲學，當然也有體位法、生命能量呼吸法、阿育吠陀、冥想以及梵唱的課程，累積了二十多年教學經驗的我，在去年開始培訓瑜伽師資。

這幾年，我步入婚姻，也跟著天崧法師開始吃素、學習瑜伽哲學與阿育吠陀，並成為他的弟子，期間也向蘇迪爾．蒂瓦里吉（Sudhir Tiwariji）老師學習生命能量呼吸法以及冥想。這段期間，我也經歷了母親身體健康的變化，以及書中常提到的、對我初期瑜伽學習影響最大的印度上師阿帝亞曼難陀因疫情而去世。

如果我們用心過生活，生命中的每個階段，都會是一段刻骨銘心並充滿學習的故事。瑜伽是生命的核心，如同蓋房子的鋼筋一樣，不管你的房子外面要怎麼蓋，裡面的裝潢怎麼變化，瑜伽的核心都不會改變，這是我的信念。

這本書是我的一段瑜伽旅程紀錄，從一個完全不懂瑜伽的素人，因學習瑜伽而熱愛瑜伽，再到分享瑜伽，並以此為一生職志，藉著紀錄自己的學習與經驗，進而寫成一本書，再到透過此書影響瑜伽學習者，可以看到瑜伽的力量如何轉化一個人，真心覺得瑜伽是生命當中最大的禮物以及恩典。

感恩所有的善緣成就這一本書的再版，也感謝所有購買這本書的讀者，也感謝正在讀這本書的你，每個人的生命當中都有好多好多的故事，不論是快樂或是痛苦，榮譽或是侮辱，每段故事似乎會結束，但當我們說「白雪公主和王子從此過著幸福快樂的日子……」，故事就結束了嗎？其實，這個「……」即是暗示故事從未結束，甚至，隨著每個人的習氣與業力，更多故事會不斷地展開，越來越錯綜複雜及精彩。

願我們能夠從每一段故事當中有所覺察，就如同在此書裡頭，我們在故事之後所寫的「瑜伽墊內的心靈體會」，也能夠反思所有故事的展開都是因為我們的起心動念以及這些深層的欲望，不論我們選擇或是追求的是什麼，目的總是為了快樂，瑜伽的核心就是要帶給我們真正的快樂以及自由，這也正是書中「瑜伽墊外的靈性哲思」所要傳達的。祈願在未來你我的每一段故事裡，都能透過瑜伽的學習與練習，展現真正的幸福與自由。

OM ~ Shantih Shantih Shantih ~

陳靜嫻 合十　二〇二四年六月

BM0039R

身心靈合一的瑜伽體位法【暢銷修訂版】
從神話故事探索千年瑜伽內在精髓

作　　者｜黃蓉、陳靜嫻
瑜伽體位法繪製｜劉好音
責任編輯｜于芝峰
特約主編｜洪禎璐
內頁設計及排版｜劉好音
封面設計｜陳慧洺

發 行 人｜蘇拾平
總 編 輯｜于芝峰
副總編輯｜田哲榮
業務發行｜王綬晨、邱紹溢、劉文雅
行銷企劃｜陳詩婷

出　　版｜橡實文化 ACORN Publishing
231030 新北市新店區北新路三段 207-3 號 5 樓
電話：（02）8913-1005　傳真：（02）8913-1056
E-mail 信箱：acorn@andbooks.com.tw
網址：www.acornbooks.com.tw

發　　行｜大雁出版基地
231030 新北市新店區北新路三段 207-3 號 5 樓
電話：（02）8913-1005　傳真：（02）8913-1056
讀者服務信箱：andbooks@andbooks.com.tw
劃撥帳號：19983379　戶名：大雁文化事業股份有限公司

印　　刷｜中原造像股份有限公司
二版一刷｜2024 年 8 月
定　　價｜380 元
I S B N｜978-626-7441-60-2

國家圖書館出版品預行編目（CIP）資料

身心靈合一的瑜伽體位法（暢銷修訂版）／黃蓉，陳靜嫻著．－二版．－新北市：橡實文化出版：大雁出版基地發行，2024.08
272 面；21×15 公分
ISBN 978-626-7441-60-2（平裝）
1.CST: 瑜伽

411.15　　113009004

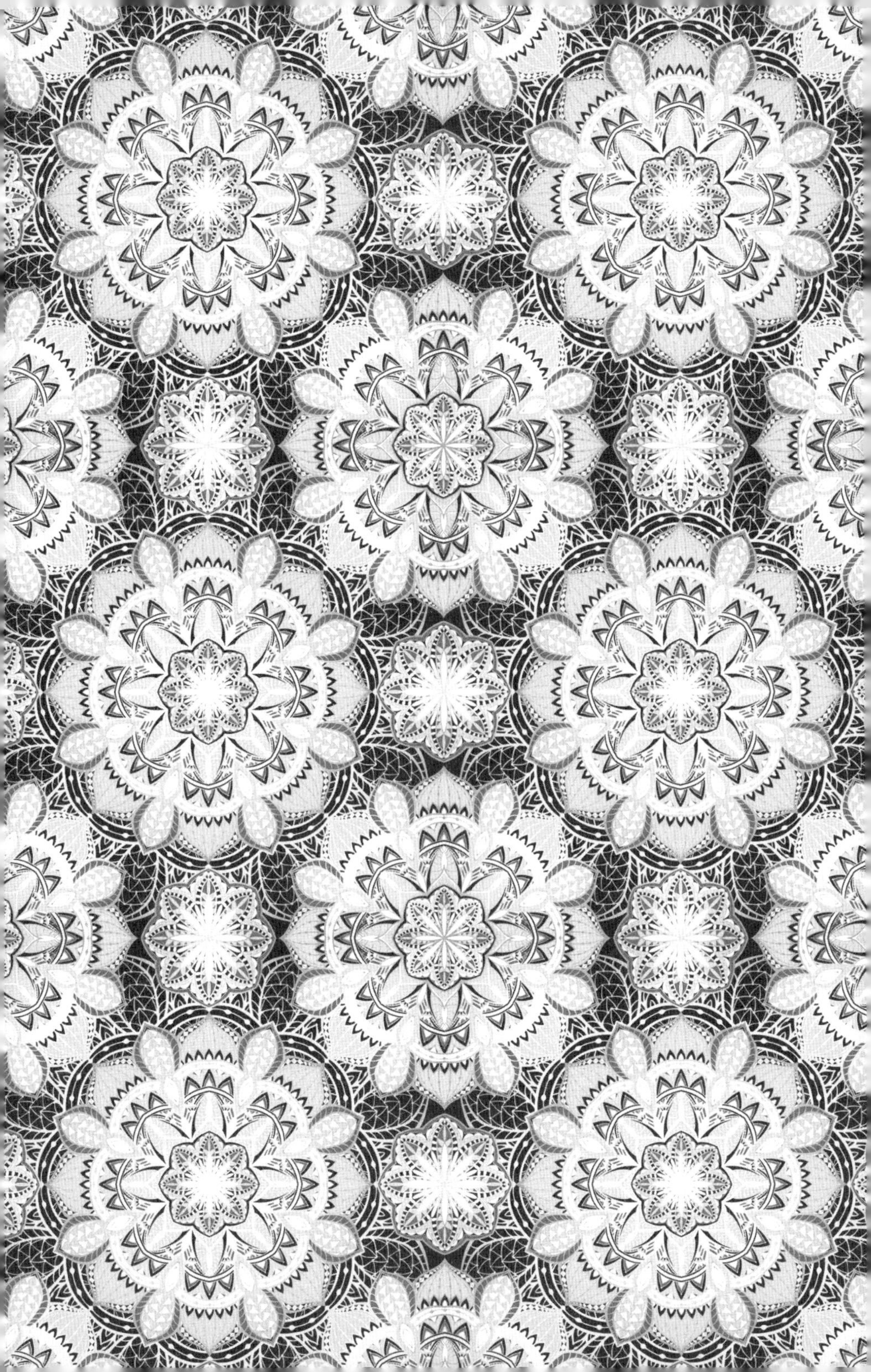

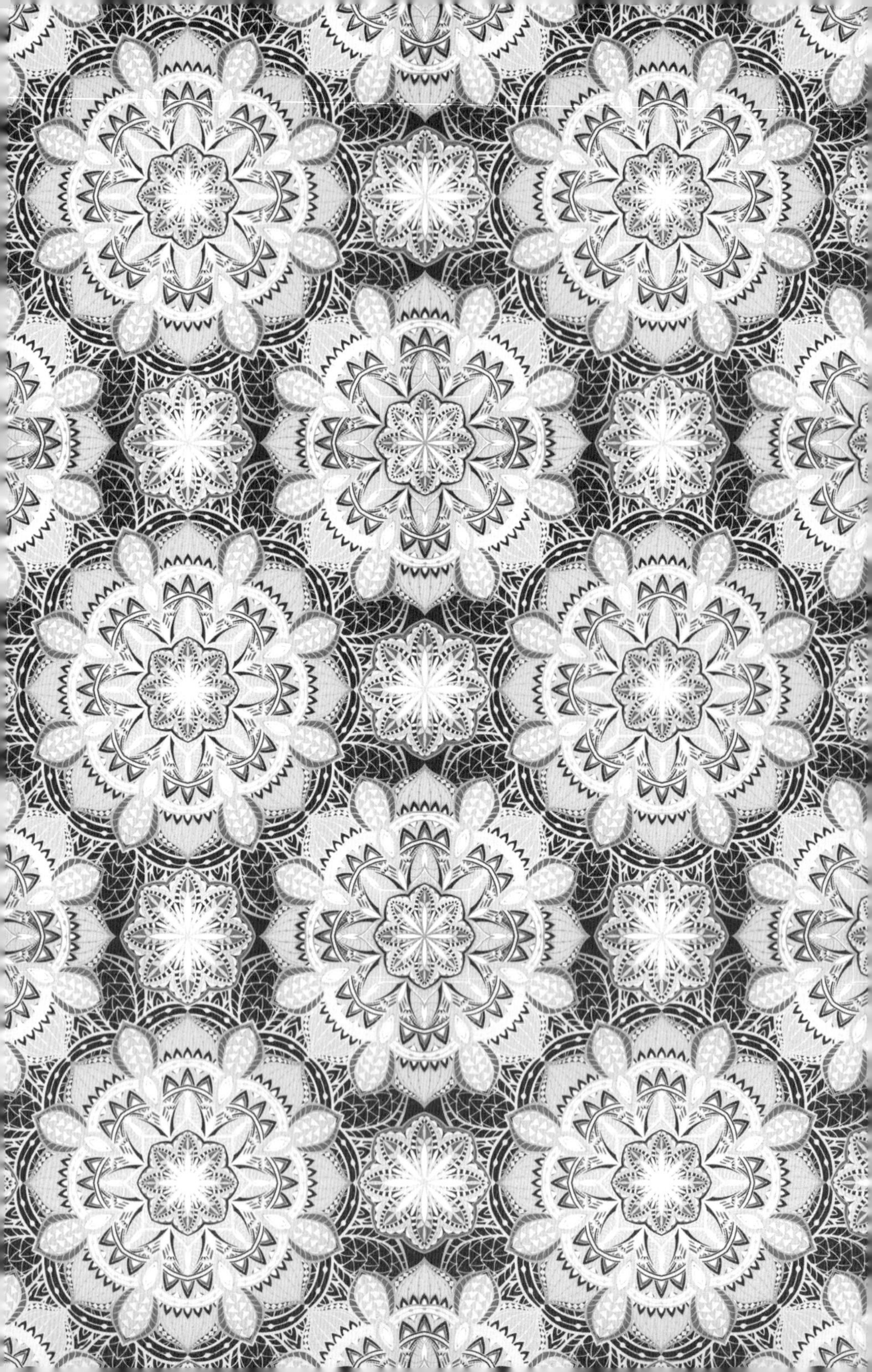